AF625720

E-Book inside

Mit dem Kauf dieses Buchs erhalten Sie das zugehörige E-Book gratis. Sie können dabei aus drei Dateiformaten wählen: EPUB (gängiges Format für E-Reader und Tablets), PDF (für PC und Laptop) oder MOBI (für den Amazon Kindle). So kommen Sie an Ihr kostenloses E-Book:

Rufen Sie im Internet diese Website auf:
↗ http://www.junfermann.de/ebook-inside

Geben Sie den unten stehenden Code in das dafür vorgesehene Feld ein und klicken Sie → Code einlösen. Nach Eingabe Ihrer E-Mail-Adresse und Auswahl des E-Book-Formats erhalten Sie sofort einen Download-Link für das gewünschte E-Book an Ihre E-Mail-Adresse.

Bitte beachten Sie, dass der Code für Sie personalisiert wird und nur einmal gültig ist. Die Datei müssen Sie zunächst auf Ihrem Computer speichern, bevor Sie sie auf ein mobiles Endgerät überspielen können.

ZWCKP7FZ

Konstanze Wortmann & Dorothe Schabsky

Atmen – bewegen – schlafen

Mit dem Selbsthilfeprogramm Sounder Sleep System in genussvollen Schlaf gleiten

www.junfermann.de

blogweise.junfermann.de

www.facebook.com/junfermann

twitter.com/junfermann

www.youtube.com/user/Junfermann

www.instagram.com/junfermannverlag

KONSTANZE WORTMANN & DOROTHE SCHABSKY

ATMEN – BEWEGEN – SCHLAFEN

MIT DEM SELBSTHILFEPROGRAMM SOUNDER SLEEP SYSTEM IN GENUSSVOLLEN SCHLAF GLEITEN

Ein Übungsbuch mit CD

Junfermann Verlag
Paderborn
2020

Haftungsausschluss

Alle Übungsinhalte in diesem Buch und auf der beiliegenden CD wurden von den Autorinnen sorgfältig in der Praxis erprobt. Sie sind für körperlich und seelisch gesunde Menschen geeignet und bieten daher keinerlei Therapieersatz. Bei ernsthaften seelischen Problemen oder Erkrankungen sollten Sie sich mit Ihrem Arzt in Verbindung setzen oder einen approbierten Psychotherapeuten aufsuchen. Sie sind aufgefordert, in eigener Verantwortung zu entscheiden, ob und inwieweit Sie die Übungen umsetzen können und möchten. Im Zweifelsfall lassen Sie sich von einem Arzt oder Therapeuten beraten bzw. begleiten. Autorinnen und Verlag können für eventuelle Nachteile oder psychische Beeinträchtigungen, die durch die praktischen Hinweise resultieren, keine Haftung übernehmen.

Hinweis zur beiliegenden CD: Die Übungen auf dieser CD ermöglichen Ihnen, zur Ruhe zu kommen. Sie helfen beim Einschlafen und Wiedereinschlafen. Es ist deshalb dringend davon abzuraten, diese CD im Auto zu hören oder während Sie an Maschinen arbeiten.

Coverfoto ©Anna Ismagilova – stock.adobe.com

Covergestaltung / Reihenentwurf JUNFERMANN Druck & Service GmbH & Co. KG, Paderborn

Satz & Layout JUNFERMANN Druck & Service GmbH & Co. KG, Paderborn

Bibliografische Information der Deutschen Nationalbibliothek

Die Deutsche Nationalbibliothek verzeichnet diese Publikation in der Deutschen Nationalbibliografie; detaillierte bibliografische Daten sind im Internet über http://dnb.d-nb.de abrufbar.

ISBN 978-3-95571-902-9
Dieses Buch erscheint parallel als E-Book.
ISBN 978-3-7495-0167-0 (EPUB), 978-3-7495-0169-4 (PDF), 978-3-7495-0168-7 (MOBI).

„Sonst ist einer der Doktor und ein anderer der Klient. Wer sich selbst erzieht, ist beides, selber Arzt und selbst Patient!“

(Erich Kästner)

Inhalt

Stimmen von der Matte – eine Einstimmung

„So wenig, und das soll helfen?“

„So klar, direkt, ohne Umwege!“

„Da war so angenehme Ruhe!“

„Wenn ich nervös bin, dann fauche ich meinen Freund immer mächtig an. Da erkennen Sie mich nicht wieder. Die Tageszähmer haben mich ruhiger und besonnener gemacht.“

„Die natürliche Atmung und die Nachtzähmer finde ich ganz wunderbar.“

„Eigentlich wollte ich ja schlafen, dann habe ich es während der Mini-Moves vergessen und bin darüber eingeschlafen.“

„Erst habe ich gedacht: Was sollen die Pausen? Jetzt will ich nur noch Pausen.“

„Das Daumenkissen hat mir gut gefallen, es beruhigt mich enorm.“

„Diese ganzen Übungen haben bei mir wirklich gefruchtet.“

„So ruhig war ich schon lange nicht mehr.“

„Danke, ich bin tiefenentspannt.“

Einleitung

Wenn wir nicht schlafen können und nach einem Mittel suchen, das uns in den Schlaf helfen soll, dann haben wir meist spezielle Erwartungen.

Zunächst soll es schnell wirken und natürlich den Schlaf verbessern. Diese Schlafverbesserung soll nicht nur „gefühlt", sondern auch tatsächlich gesund in unserem Körper ablaufen. Meist haben wir ein gutes Gefühl, wenn dieses Mittel natürlichen Ursprungs ist. Pflanzliche Mittel werden gerne bevorzugt.

Wir möchten nicht, dass dieses Schlafmittel unsere Tagesbefindlichkeit negativ beeinflusst. Wir wollen schließlich wach sein, wenn wir wach sein müssen.

Weiterhin haben wir den Anspruch, dass dieses Mittel keine Nebenwirkungen erzeugt und auch keine unangenehmen Interaktionen mit anderen Stoffen aufweist, die wir unserem Körper zuführen (müssen). Außerdem wollen wir weder körperlich noch seelisch von ihm abhängig werden. Und wenn wir es nicht mehr brauchen, können wir auch gern auf Absetzeffekte verzichten.

Gut wäre ein universell helfendes Schlafmittel, egal ob wir zu den Jungen oder den Alten gehören und egal ob wir Probleme mit dem Einschlafen, Wiedereinschlafen oder Durchschlafen haben.

Bei all diesen Erwartungen an ein gutes Schlafmittel könnten wir es doch zunächst mit einem ganz natürlichen versuchen:

> *„Der Körper ist das beste Schlafmittel."*
>
> (Michael Krugman)

Nicht, dass wir uns missverstehen. Sie sollen Ihren Körper nicht dreimal täglich mit etwas Wasser herunterspülen. Vielmehr können Sie ihn raffiniert nutzen, um genau die Zustände in ihm hervorzurufen, die er braucht, um Schlaf zuzulassen bzw. zu erzeugen.

Wir alle haben die Erfahrung gemacht, dass wir *in* unserem Körper angenehme Zustände herbeiführen und auch *durch* ihn. Beispiele für derart selbsterzeugte positive Zustände sind zum Beispiel das „Runners High" (Ausschüttung von Endorphinen) oder positive Gefühle, wie sie durch das Streicheln und Schmusen entstehen (Ausschüttung von Oxytocin). Auch das Singen oder Summen eines Liedes verschafft positive Empfindungen. Die so ausgeschütteten Glückshormone stärken nicht nur die Abwehr, reduzieren Schmerzen und entspannen Muskeln, sondern lassen den Blick auf die Welt auch freundlicher werden.

Bei unserer „Schlafmethode“ verbinden wir winzige Bewegungen mit dem Atem. Dadurch beruhigen sich lästige Gedanken, der Körper entspannt sich und gleitet vom Wachzustand in einen wohligen Schlaf. Wir erzeugen quasi ein „Sleepers Low“!

> *„Jetzt kämpfe ich schon so lange mit meinem Schlaf und da wollen Sie mir erzählen, dass das bisschen Atmen und Bewegen helfen soll?“*
>
> (Paul, Student und Schlafschüler)

Paul ist Schüler in unserer Schlafschule. Während er das sagt, bringt er sich gerade auf seiner Matte in eine bequeme Rückenlage. Sein Tonfall ist nervös und ungeduldig. Diese Reaktion kennen wir, sie ist uns durchaus vertraut. Der Druck der Schlaflosigkeit erzeugt nicht selten eine nervöse und ungeduldige Verfassung.

Und ja, wir wollen nicht nur Paul, sondern auch Ihnen tatsächlich erzählen, dass das bisschen Atmen und Bewegen hilft! Wir halten aber nichts davon, Ihnen nur davon zu erzählen, sondern wir möchten die Wirkung für Sie erlebbar machen. Das Sounder Sleep System (SSS) ist einfach und zugleich tief greifend. Seine Wirkung lässt sich nicht so sehr gedanklich ergründen oder erklären. Seinen vollen Nutzen zeigt es beim Machen. Deshalb liegt diesem Buch auch eine CD bei.

Noch einmal kurz zu Paul zurück: Gerade die anfänglichen Skeptiker staunen über die Effekte der Methode. Oft sind sie der Annahme aufgesessen: „Viel hilft viel“ oder „Schwere Probleme brauchen schwere, komplizierte und kräftezehrende Behandlungsmethoden“. Zugegeben, oft stimmt das ja auch. Und doch: Das SSS ist faszinierend einfach und dabei äußerst wirksam. Das Wichtigste im Umgang mit dieser Methode ist, sich selbst zu erlauben, wieder angenehme Erfahrungen machen zu dürfen. Das gilt auch dann, wenn bis dato nichts geholfen hat und alles, was mit Schlaf zu tun hat, irgendwie mit unangenehmen Empfindungen verbunden ist. Werfen Sie deshalb solche Erfahrungen auf den Müll und machen Sie Platz für ein neues, angenehmes Schlaferleben. Es gilt, den Genuss zu entdecken, der in dieser Methode zu finden ist.

Sind Sie dabei?

Was dieses Buch für Sie tut

Warum haben wir dieses Buch geschrieben? Weil es einfach Spaß macht, das Sounder Sleep System selbst anzuwenden und mit ihm zu arbeiten.

> *„Rosige Wangen, strubbelige Haare, ungläubiger Blick: Mir geht immer das Herz auf, wenn die Teilnehmer*innen von ihren Matten auftauchen, sich langsam aufrichten, verschlafen um sich schauen. Ich weiß jetzt: Sie sind einen Schritt weiter, weiter in Richtung Schlaf, in Richtung Gesundheit. Sie haben nun eine Ahnung davon, wie es funktioniert, was es auf sich hat mit dem Sounder Sleep System. Wieder habe ich das untrügliche Gefühl, dass ich zur richtigen Zeit am richtigen Ort bin und dass meine Arbeit Sinn macht."* – Dorothe Schabsky

> *„Seit ich das Sounder Sleep System in Schlafseminaren unterrichte oder es meinen Patient*innen in der Praxis als wirksames Instrument gegen gestörten Schlaf anbiete, freue ich mich immer wieder über die verdutzten Blicke der Menschen, die bis dato glaubten, nicht mehr zur Ruhe kommen zu können, geschweige denn wieder schlafen zu können. Ich bin jedes Mal begeistert, wenn ich beobachte, dass das Sounder Sleep System ihnen wieder Hoffnung auf einen erholsamen Schlaf geschenkt hat."* – Konstanze Wortmann

Außerdem finden wir – wie übrigens auch andere engagierte Sounder-Sleep-Lehrer*innen –, dass möglichst viele Menschen in diesen Genuss kommen sollten! Damit folgen wir dem Wunsch des Begründers Michael Krugman, der sich immer wieder dafür einsetzte, dass Menschen ab einem Alter von sieben Jahren erfahren sollten, dass es möglich ist, kraft des eigenen Körpers Schlaf herbeizuführen.

Tatsächlich aber sind bzw. werden mehr als 90 % aller Menschen im Laufe ihres Lebens durch Schlaflosigkeit belastet. Das motivierte Michael Krugman, die Sounder-Sleep-Methode in Schulen, Universitäten, Krankenhäusern, Gesundheitsinstitutionen, Seniorenzentren etc. bekannt zu machen und Menschen darin zu unterrichten, schnell wieder schlafen zu können.

Wie schon angedeutet: Der Hauptgrund für dieses Buch ist, dass das Sounder Sleep System uns selbst und unsere Arbeit in der Schlafschule-Unna zutiefst bereichert hat. Deshalb möchten wir mit dem Buch aus vollem Herzen „Danke" sagen: ***Wir danken Michael Krugman für diese wunderbare Methode!***

Für wen haben wir dieses Buch geschrieben?

Für all die Menschen, die genussvoll zur Ruhe kommen wollen, und natürlich für alle, die ihren Schlaf verbessern oder ihn sich zurückholen wollen.

Das Buch eignet sich für die Heilungsbegleitung bei krankheitswertigen Schlafstörungen, bei Stressfolgeerkrankungen und Autoimmunerkrankungen, genauso aber für das Training von Entspannungskompetenz. Die Methode hat ihre Stärke in der Heilungsbegleitung genauso wie in der Prävention und Rehabilitation von stressassoziierten Erkrankungen. Wir haben das Buch auch für diejenigen geschrieben, die sich für Methoden interessieren, die den Körper als „Heilungsinstrument" mit ins Boot holen. Und die Sounder-Sleep-Methode ist ein wertvolles, gesundheitsdienliches Instrument, das Sie in der Behandlung anderer Menschen einsetzen können, aber auch für sich selbst. Eines darf man dabei jedoch nie vergessen: Krankheitswertige Schlafstörungen gehören in die Hände erfahrener, professioneller approbierter Therapeuten!

Wie Sie dieses Buch nutzen könn(t)en

Sie können natürlich direkt mit den Übungen beginnen und sich dafür zunächst mit der CD vertraut machen. Wenn Sie aber die Übungen von Anfang an genießen möchten, legen wir Ihnen unbedingt ans Herz, vorher den Abschnitt „Wie Sie einsteigen und optimal üben" (Seite 37 ff.) zu lesen. Und am meisten werden Sie von der Lektüre profitieren, wenn Sie das Buch konsequent von vorne bis hinten lesen.

Sie „zappen" lieber? Auch Ihnen empfehlen wir, auf alle Fälle zuerst die Seiten 37 bis 44 zu lesen, um dann hin und her zu springen, wie es Ihnen beliebt.

Viel Spaß!

1. Wie Sie den Körper als Schlafmittel nutzen

1.1 Warum das Sounder Sleep System „Sounder Sleep System" heißt

Woran denken Sie, wenn Sie das Wort „Sound" hören? Vermutlich an etwas im Sinne von „klingen" oder „tönen"? So geht es wohl den meisten Menschen, und das ursprünglich englischsprachige Wort *sound* ist inzwischen mehr oder weniger eingedeutscht worden. So hat etwas zum Beispiel einen angenehmen Sound, also eine angenehme Melodie, einen angenehmen Klang.

Doch im Englischen hat das Wort *sound* noch weitere Bedeutungen, z. B. „gesund", „heil" oder auch „fundiert". Im Kontext des Sounder Sleep Systems (SSS) steht es auch für „sanft", „weich" bzw. „behutsam". Die anderen Bestandteile des Begriffs sind schnell erklärt. *Sleep* bedeutet Schlaf, und das Wort *system* kennen wir auch im Deutschen. In unserem Kontext bezeichnet es eine spezielle Systematik bzw. Ordnung, um den Schlaf zu locken. Ebenso sind mit „System" die vielen verschiedenen Übungen des SSS gemeint, die den Menschen helfen, genussvoll in den Schlaf zu sinken. Wem die amerikanische Bezeichnung nicht behagt, kann Sounder Sleep System auch mit „Sanfte Schlaf-Ordnung" übersetzen.

Michael Krugman, der Begründer des SSS, hat sich gründlich mit dem Wesen des Schlafs auseinandergesetzt. Er hat ihn tief ergründet („tiefgründig" ist übrigens eine weitere Übersetzungsmöglichkeit des Wortes *sound*) und dabei herausgefunden, was unser Schlaf braucht, um sich einfinden zu können. Aus den Ergebnissen entwickelte er eine Methode, in die man tief eintauchen kann, um all den Nutzen zu erhalten, den heilsamer Schlaf mit sich bringt. „Tiefgründig" als Übersetzung des Wortes *sound* gefällt uns besonders, denn die SSS-Methode hält, was sie verspricht! So betrachtet lässt die Anwendung des SSS in uns angenehme Assoziationen „erklingen."

Hinweise zum Umgang mit Begriffen

Der Begriff *Sounder Sleep System* ist ein ziemlich langer und nicht immer ganz so lesefreundlicher Begriff: Deshalb nutzen wir gelegentlich die Abkürzung SSS. In Sounder-Sleep-System-Kursen hat sich mittlerweile etabliert, dass wir nur von *Soundersleep* sprechen und uns den dritten Teil der Bezeichnung einfach sparen. Das finden wir definitiv „weicher" und besser zur Methode passend. So wollen wir es auch in diesem Buch halten. Die Übenden von Soundersleep sind für uns *Soundersleepler*. Auch diesen Begriff werden Sie gelegentlich entdecken.

1.2 Von der Krise zum Glücksfall – die Entwicklung des Sounder Sleep Systems

„.... es war eine dieser ‚Midlife-Krisen', von denen die Menschen immer reden. Und wenn du es hörst, denkst du: ‚So etwas kann dir nicht passieren!' Aber genau das passierte mir!"

(Michael Krugman)

Gegen Ende der 1990er-Jahre erwischte eine Midlife-Crisis Michael Krugman, und zu allem Überfluss raubte sie ihm auch den Schlaf. So sehr wir ihm gewünscht hätten, er wäre hiervon verschont geblieben: Die Krise sollte sich zu einem Segen für viele unter Schlafproblemen leidende Menschen erweisen. Doch dass es so war, erschließt sich natürlich erst in der Rückschau.

Aber der Reihe nach: Zunächst lag Michael Krugman nächtelang wach, starrte an die Decke und verzweifelte an seiner Schlaflosigkeit. Viele schlaflose Nächte später erinnerte er sich, dass er in der Zeit nach der High School moderne und traditionelle Selbstheilungsmethoden gelernt hatte. Ab da hieß es: experimentieren, experimentieren, experimentieren.

Einer seiner Lehrer war Moshé Feldenkrais gewesen, der Begründer der gleichnamigen Methode. Was er von ihm gelernt hatte, machte er sich nun nutzbar, ähnlich wie Erfahrungen aus dem Yoga, Qigong, Thai-Chi und weiteren Entspannungs- und Meditationslehren. Krugman gelangte zu Einsichten, experimentierte, stellte Hypothesen auf, verwarf sie, experimentierte weiter und kam durch seine eigene Not und Beharrlichkeit zum Ziel. Bei seinen vielen Versuchen fiel ihm auf, dass es ihm, wenn er mitten in der Nacht erwachte, zunehmend besser gelang, schnell wieder einzuschlafen. Darauf gründete er ein ungeheures Vertrauen und die Hoffnung, bald wieder schlafen zu können. Das Gefühl von Hilflosigkeit, das durch den fehlenden Schlaf in ihm entstanden war, verflüchtigte sich allmählich.

Michael Krugman wusste: „Nun habe ich etwas, das ich tatsächlich tun kann. Mit sanften beruhigenden Bewegungen, die mit der Atmung abgestimmt werden, bin ich in der Lage, den Schlaf einzuladen und ihn mit offenen Armen willkommen zu heißen." Der nächste Schritt war, diese Entdeckung mit anderen Menschen zu teilen, sie auf ihre allgemeine Wirksamkeit zu überprüfen und weiterzuentwickeln. Aus diesem Grund lud er viele Bekannte und Feldenkrais-Kollegen ein, mit ihm zu üben und daran zu arbeiten.

Michael Krugman hatte *nicht* in erster Linie das Problem, zur üblichen Bettzeit in den Schlaf zu sinken. Vielmehr belasteten ihn die ausgedehnten Perioden des Wachliegens zu fortgeschrittener Nachtzeit und sie versetzten ihn in Unruhe. Mithilfe genussvoller, leichter Nachtzähmer (was das ist, erklären wir noch in Kapitel 2) fand er in der Regel schnell in den Schlaf. Und genau damit probierte er es schließlich, wenn er einige Stunden später erwachte. Er machte die gleichen Übungen wie beim Zubettgehen und fand so in kürzester Zeit in den Schlaf zurück. Sanfte Minibewegungen synchronisierte er mit dem Atem und glitt auf diese Weise allmählich und nahezu unbemerkt in einen tiefen Schlaf.

Sogar in seinen schlimmsten Nächten gelang es Michael Krugman bald, schnell wieder einzuschlafen, und er war damit auf dem Weg zurück zur Gesundheit. Wie man einzelne Perlen zu einer Halskette zusammenfügt, so reihte er nun Schlafstückchen an Schlafstückchen, bis sie am Ende zu einer Einheit wurden. Er selbst sagte darüber: „Rückblickend betrachtet waren das wohl meine erholsamsten Nächte überhaupt."

An Ruhe und Schlaf mangelte es ihm fortan nicht mehr, was nicht ohne Konsequenzen blieb. Das Leben zeigte sich plötzlich von seiner angenehmen, also von seiner lebenswerten Seite. Michael Krugman hatte nicht nur „die Kurve" noch einmal gekriegt, er hatte auch eine Antwort auf seine Schlaflosigkeit gefunden.

2. Wie Soundersleep funktioniert: Erklärungsansätze

2.1 Soundersleep ist Soundersleep

„Soundersleep is Soundersleep!“ In seinen Ausbildungsseminaren wiederholte Michael Krugman diesen Satz immer wieder. Die Quelle, aus der sich die Methode vorwiegend speist, ist jedoch eindeutig die Feldenkrais-Arbeit. Aber Soundersleep ist eben auch nicht einfach nur Feldenkrais.

Aufgrund des unbestreitbaren Zusammenhangs braucht es aber einige Basisinformation zur Körperarbeit nach der Feldenkrais-Methode: Der Körper selbst wird hier als das grundlegende Werkzeug verstanden, um tief greifende Entwicklungsprozesse im Menschen zu ermöglichen. So lehrte Moshé Feldenkrais, dass alles, was Menschen tun, ob sie nun essen, lieben, laufen, ruhen oder schlafen, nicht ohne die Muskulatur geschehen kann. Deshalb müsse der gesamte Organismus in den Zustand gebracht werden, aus dem heraus es einem Menschen möglich ist, eine beabsichtigte Handlung auszuführen. Jegliche so beabsichtigte muskuläre Handlung sei mit einer bestimmten Haltung des Skeletts verbunden, einem vegetativen Körperzustand, dem wiederum ein emotionaler Hintergrund entspreche. Und einen solchen Zustand könnten wir (wenn auch nur indirekt) über unsere Motorik kontrollieren.

Dieser Ausführung seines Lehrers folgend, fasst Michael Krugman zusammen: „Auch der Schlaf ist also kein geheimnisvolles Erscheinungsbild und auch keine undurchschaubare Auflösung von Handlung und Bewusstsein, bei der wir nicht wissen, wie und was passiert. Schlaf ist vielmehr nach Moshé Feldenkrais eine körperliche Handlung, die durch eine muskuläre Handlung herbeigeführt, also auch kontrolliert wird bzw. kontrolliert werden kann (vgl. Feldenkrais 1992, S. 132; Theuring 2008).

Auf dieser „Säule der Erkenntnis“ ruht das Sounder Sleep System. In einem 2016 veröffentlichten YouTube-Video[1] beschreibt es Michael Krugman folgendermaßen: *„Soundersleep ist ein System von Bewegung und einer sehr speziellen Atemtechnik, um in den Schlaf zu gleiten und bei nächtlichem Erwachen wieder schnell in den Schlaf zu finden. Generell hilft Soundersleep, tiefer und ruhiger zu schlafen. Dadurch entwickelt man mehr Lebensfreude und fühlt sich lebendiger. Jede Bewegung, die wir durchführen, hat einen Effekt auf unser Nervensystem. Einige Bewegungen sind sehr stimulierend und machen wach, andere sind sehr einschläfernd, beruhigend und ent-*

---

1 ↗ https://www.youtube.com/watch?v=hQCXphl8cyw

spannungsfördernd. Generell gilt: Große schnelle Bewegungen sind stimulierend, z. B. sportliche Aktivitäten. Auf der anderen Seite des Spektrums haben wir sehr winzige, feine, langsame Bewegungen, die den gegensätzlichen Effekt auf das Nervensystem haben. So nutzen wir im Soundersleep dieses Phänomen und helfen Menschen, zur Ruhe zu kommen und in den Schlaf zu finden.

Ich war als Feldenkraislehrer tätig, als ich das Sounder Sleep System kreierte. Seit Langem hatte ich mich mit Yoga, Qigong, Thai Chi und anderen Meditations- und Entspannungsmethoden intensiv beschäftigt und war deshalb von all diesen Heilsystemen stark beeinflusst. Aber schon immer interessierten mich auch die Neurobiologie und die moderne Gehirnforschung. (…). Natürlich hatte auch mein Interesse an den soeben genannten Strömungen einen starken Einfluss. Hier arbeitet man generell mit drei ‚Werkzeugen': Atmung, Bewegung und Aufmerksamkeit.

Als ich mein eigenes System entwickelte, nutze ich eben diese Werkzeuge, aber nicht in ihrer ursprünglichen Form. (…) Jeder Mensch hat seinen eigenen Weg in den Schlaf, und für viele sieht er so aus: Lege dich hin, mach die Augen zu und schlafe. Sich einfach nur hinlegen und auf den Schlaf warten – mehr nicht. Und sie hoffen, dass es gelingt. Ich entdeckte, dass wir unsere Bewegungen nutzen können, um den Schlaf aktiv herbeizuführen. Jede Bewegung erzeugt einen einzigartigen und deutlich unterscheidbaren neuronalen Kreislauf im Gehirn. Es gibt dort auch einen neuronalen Kreislauf, durch den Schlaf erzeugt wird, aber nicht nur den: Es gibt sehr viele Kreisläufe und indem wir verschiedene Bewegungen ausführen, können wir auch verschiedene Kreisläufe aktivieren. Im menschlichen Gehirn gibt es etwa 100 Milliarden Nervenzellen, die unendlich viele Möglichkeiten haben, sich zu vernetzen."

Ergänzend zu Michael Krugmans Ausführungen ist anzumerken: Jedes Verhalten, jede Haltung und Bewegung, aber auch jede Emotion hat eine neuronale Entsprechung im Gehirn. Also hat auch unser Schlaf eine solche neuronale Entsprechung. Die Neurowissenschaft konnte nachweisen, dass Nervenzellen, die gemeinsam feuern, sich vernetzen, und dass auch die so vernetzten Zellen wiederum gemeinsam feuern. Das ist, ganz plakativ gesprochen, eine neuronale Abbildung eines Lernprozesses im Gehirn, die dafür spricht, dass wir im Sounder Sleep System zur Schlafanbahnung eine spezifische Bewegungs- und Atmungskoordination einüben. So wird der Weg in den Schlaf auch neuronal gebahnt.

Leider – auch das soll nicht unerwähnt bleiben – kann durch eine entsprechende neuronale Bahnung und Vernetzung natürlich auch Schlaflosigkeit entstehen. Oder, anders ausgedrückt: Schlaflosigkeit schafft eine neuronale Vernetzung und Bahnung. Wer oft grübelnd und sich herumwälzend seine Nächte genervt im Bett verbringt, wird in seinem Gehirn einen neuronalen Pfad von Herumwälzen, Grübeln und Genervt-Sein hinterlassen. In diesen „Disziplinen" wird er schließlich immer besser, aber an Schlaf ist so nicht zu denken. Da ist es doch gut zu wissen, dass wir alles, was wir gelernt haben, auch wieder verlernen können. Setzen wir also der „gelernten“ Schlaflosigkeit das Lernen einer neuen, beruhigenden und schlaffördernden Technik entgegen: das Sounder Sleep System!

Die Sounder-Sleep-Methode „erzieht“ Körper und Geist zur Überwindung von Schlaflosigkeit und stressassoziierten Beschwerden. Den klassischen Lerngesetzen folgend, hängt die Wirksamkeit des Sounder Sleep Systems immer von der Übungspraxis des jeweiligen Anwenders ab. Deshalb gilt also: üben – üben – üben! Und für diejenigen, die Üben eher mit Mühsal verbinden, gibt es eine sehr gute Nachricht: Selbst beim Üben, beim Durchführen einer einzelnen Sounder-Sleep-Technik, sind bereits Genuss und Wohlbefinden mit an Bord.

2.2 Die Bestandteile des Sounder Sleep Systems

2.2.1 *Die Tages- und Nachtzähmer*

„Schlechter Schlaf ist ein 24-Stunden-Problem."

(Michael Krugman)

Die meisten von uns teilen die Ansicht, dass das moderne Leben stressig ist. Aber Stress hat absolut eine positive Seite, die uns hilft, aktiv den Tag zu gestalten und Aufgaben zu bewältigen. Manches Tagewerk ist ohne diesen Stress nicht denkbar. Stresshormone sind beteiligt, wenn wir in brenzlichen Situationen, z. B. im Straßenverkehr, schnell reagieren, etwa eine beherzte rettende Lenkbewegung machen oder auf die Bremse treten. Dieser Vorteil wird allerdings ab einem bestimmten Punkt zum Problem, nämlich dann, wenn sich Stresshormone anhäufen, weil es zwischendurch keine Möglichkeit der Entspannung gibt. „Die physische und mentale Spannung, die du im Verlauf des Tages erfährst, verdunstet nicht in dem Moment, wo du im Bett liegst und die Augen schließt. Ungehindert überwältigt sie dich im Schlafzimmer und hält dich wach, auch dann, wenn du eigentlich schlafen solltest" (Krugman 2005, S. 233).

Die Reduzierung physischer und mentaler Spannung schon während des Tages ist also die Grundlage für einen tiefen und ruhigen Schlaf. Deshalb gibt es im SSS die *Tageszähmer.* Sie regulieren die stressigen Einflüsse des Tages. Diese Techniken werden tagsüber im Sitzen durchgeführt und tragen dazu bei, dass sich keine Übererregung aufbaut.

Die *Nachtzähmer* hingegen wirken schlafunterstützend in der Nacht. Es sind spezielle Übungen, die im Liegen nachts im Bett praktiziert werden.

Sowohl die Tages- als auch die Nachtzähmer werden mit der *natürlichen Atmung* synchronisiert. Letztere ist die Basis für alle Sounder-Sleep-System-Übungen. Um uns dieser überaus wichtigen Säule im Sounder Sleep System zu nähern, lassen Sie uns zunächst einen Blick auf unsere Atmung im Allgemeinen werfen.

2.2.2 *Die Rolle der Atmung*

Solange wir leben, atmen wir – solange wir atmen, leben wir. Dass Atmen Leben bedeutet und Nicht-mehr-Atmen den Tod, das machen wir uns nicht unbedingt im täglichen Einerlei bewusst. Wir vernachlässigen die Beschäftigung mit unserer treuen Lebensgefährtin, der Atmung. Wir müssen ja auch nichts für sie tun, denn sie geschieht einfach. – Eine wunderbare Einrichtung unseres Körpers. Wo hat man das schon im Leben, dass man etwas bekommt, für das man nichts tun muss?

Erst wenn wir krank sind, etwa unter Asthma oder Heuschnupfen leiden und es mit unserer Atmung eng wird, sehnen wir uns nach diesem natürlichen Atem, der uns gegeben ist. Vielen Menschen ist gar nicht bewusst, dass unser Atem wie eine gute Medizin wirken kann. Dabei ist das Wissen um seine Heilkraft schon sehr alt, es existiert seit Jahrtausenden. In vielen traditionellen Heilweisen wird dem „richtigen" Atmen eine zentrale Rolle zugeschrieben und es wird bewusst für die Gesundheit eingesetzt.

Es ist also schon lange bekannt, dass sich durch atemtherapeutisches Einwirken viel erreichen lässt:

- Das vegetative Nervensystem kann beeinflusst werden,
- das Immunsystem wird gestärkt
- der Kreislauf wird harmonisiert,
- der Stoffwechsel wird aktiviert,
- Organe werden entgiftet,
- die Durchblutung und Verdauung werden verbessert,
- die Sauerstoffzufuhr wird erhöht,
- Ängste können abgebaut werden,
- das emotionale Gleichgewicht sowie die Grundstimmung verbessern sich,
- der Geist wird klarer
- und, last but not least: es kann sich ein Gefühl „inneren Friedens" etablieren.

Sowohl die moderne Wissenschaft als auch die westliche Medizin belegen diese Effekte eindeutig. Gegenwärtig entdecken sie den Atem neu als Mittel der Heilung und schenken ihm (endlich) die verdiente Aufmerksamkeit.

Aufmerksamkeit ist auch in der Übungspraxis im Umgang mit unserer Atmung der zentrale Punkt: Indem wir den Atem beobachten, kann er seine Wirkung entfalten. Es gibt unterschiedliche Auffassungen darüber, wie der „richtige" (= heilsame) Atem zu sein hat. Für die meisten gesundheitsbewussten Menschen ist die tiefe Bauchatmung die „richtige Atmung". Es gibt auch den Grundsatz: „Die Ausatmung sollte doppelt so lange andauern wie die Einatmung." So manche Menschen haben eine Meinung darüber, wie heilsame Atmung zu sein hat, weil sie darüber etwas in Yoga-,

Qigong- oder Entspannungskursen gehört haben. Und Atemübungen gibt es wirklich zuhauf, etwa die Wechselatmung, die Zen-Atmung, die 4-7-8-Atmung, kontrolliertes Gähnen und, und, und …

Im Sounder Sleep System dürfen wir alle diese Techniken vergessen. Wir machen uns frei von alledem, was wir zuvor über die Atmung zu wissen glaubten. Um Missverständnissen vorzubeugen: Die o.g. Auffassungen und Erfahrungen bezüglich heilsamer Atmung haben alle ihre Berechtigung. Sie werden nur für den Zweck der Schlafanbahnung, so wie wir Soundersleepler sie verstehen, nicht benötigt. Wir greifen mit keinerlei Technik in das Atemgeschehen ein. Wir lassen den Atem einfach geschehen. Wir beobachten ihn offen, freundlich, neugierig und zugewandt. So offenbart er sich unter unserer einladenden Beobachtung ganz von selbst. In der Übung „Die natürliche Atmung befreien“ (siehe Seite 47) sprechen wir unserer Atmung diese Einladung aus. Und wir versprechen nicht zu viel, wenn wir behaupten: Freuen Sie sich auf diesen Genuss. Selbst, wenn Sie es schon jetzt nicht mehr erwarten können, lassen Sie uns noch kurz die natürliche Atmung systematisch betrachten.

Die natürliche Atmung

Unsere natürliche Atmung befindet sich quasi versteckt hinter unserer alltäglichen Atemroutine. Damit sie sich uns offenbaren kann und sich aus ihrem Versteck traut, braucht es eine gewisse Bedachtsamkeit. Wenn wir folgende Prinzipien beherzigen, zeigt sie sich uns gern und entfaltet ihre volle Kraft:

1. Machen Sie keine Anstalten, tief oder in einer bestimmten Art und Weise zu atmen. Verabschieden Sie sich von jeglicher Anstrengung. Atmung geschieht wie von selbst. Sie ist die einfachste Sache der Welt.
2. Erlauben Sie Ihrer Atmung, in ihrer eigenen Weise zu kommen und zu gehen. Jedes Mal, wenn Sie einatmen, erlauben Sie Ihrer Atmung selbstverständlich einzuströmen. Wenn Sie ausatmen, lassen Sie sie ausströmen, wie sie mag.
3. Lassen Sie Ihren Atem leicht, weich, einfach und langsam sein. Wenn die Atmung so zur Ruhe kommt, entspannen Sie sich und genießen diesen Zustand, in dem Sie auch einschlafen können.
4. Nehmen Sie sich all die Zeit, die es für jeden Atemzug braucht. Das bedeutet: Nehmen Sie sich die Zeit, die es für die Einatmung braucht, und nehmen Sie sich die Zeit, die es für die Ausatmung braucht. Und ebenso nehmen Sie sich genug Zeit für die kleinen Pausen dazwischen.
5. Beobachten Sie Ihre Atmung gelassen und nehmen Sie wahr, dass die Atmung sich auf Ihren ganzen Körper ausdehnt. Beobachten Sie, wie Ihre Atmung Ihren Körper bewegt.

6. Im Entspannungsmodus brauchen wir sehr wenig Luft, sehr viel weniger als im Aktionsmodus. Und wieder einmal zeigt sich, welches Wunderwerk unser Körper ist. Er stellt uns für jeden Moment in unserem Leben genau die Menge an Sauerstoff zur Verfügung, die für unser gegenwärtiges Unterfangen benötigt wird, egal ob wir einen Hundert-Meter-Lauf absolvieren oder gelassen in der Hängematte liegen.
7. In dem Moment, in welchem Sie genau die richtige Menge an Sauerstoff bekommen, werden Sie sich wunderbar fühlen. Dieser köstliche und einfache Akt des Ein- und Ausatmens erinnert daran, wie schön es ist, am Leben zu sein (frei nach Krugman 2005).

Sie können ganz gelassen bleiben. Diese Prinzipien müssen Sie sich jetzt nicht alle merken, denn Sie werden sie bei allen Sounder-Sleep-Übungen wiederfinden und sie so mit der Zeit mühelos anwenden und verinnerlichen. Aber was jetzt schon klar sein dürfte: Die „Atmungs*aktivität*" überlassen wir im Sounder Sleep System lieber unserer Regenjacke!

Der individuelle natürliche Atem wird in der Übungspraxis durch unsere freundliche, offene, einladende Haltung erfahrbar gemacht und gilt als **Navigator** für die schlafanbahnenden Minibewegungen, um die es gleich gehen wird. Lassen Sie uns bis hierher erst einmal festhalten, dass Atmung im Körper Bewegung verursacht. Die Atmung bewegt unseren Körper und diese Bewegung entsteht autonom bzw. unwillkürlich. Dieses Phänomen machen wir uns im SSS zunutze. Michael Krugman entdeckte nämlich, dass wir unsere unwillkürlichen Bewegungen, die durch die Atmung sowieso geschehen, nutzen können, um Schlaf zu erzeugen.

Jetzt machen wir noch einen Abstecher zur Bewegung und untersuchen, wie sie sich auf unser Gehirn auswirkt.

2.2.3 Die Rolle der Bewegung

Die gesundheitsfördernde Rolle von Bewegung, am besten noch an der frischen Luft, wird längst nicht mehr angezweifelt. Bewegung spielt eine wichtige Rolle in der Heilungsbegleitung sowie in der Vor- und Nachsorge von Erkrankungen. Wir haben es schon anklingen lassen: Auch im Sounder Sleep System ist Bewegung ein wichtiges Element. Mit dem Wort Bewegung assoziieren wir in der Regel als Erstes „Sport"! Um Meisterschaften im „Höher-Schneller-Weiter" geht es im Sounder Sleep System jedoch nicht. Vielmehr geht es um ein „Weniger-langsamer-Sanfter". Gewinner ist hier, wer gezielt und gekonnt das Tempo „rausnehmen" kann.

„Slowly, slowly, with the greatest slowness possible."

(M. Feldenkrais)

Jeder Mensch hat sein eigenes Tempo. Ein ureigenes Tempo zu sprechen, zu essen und sich zu bewegen. Dieses Tempo scheint uns zum einen von Geburt an gegeben zu sein und entsteht zudem durch Gewohnheit und Anpassung an die Lebensumwelt. Aus Erfahrung wissen wir, dass das gesellschaftliche Tempo in der Großstadt nicht nur gefühlt schneller ist als auf dem Land. Auch Kulturen unterscheiden sich hinsichtlich ihrer Geschwindigkeiten.

Unternehmen wir doch einmal einen kleinen Spaziergang in unsere (mitteleuropäische) Kultur. Kommen Sie, lassen Sie uns einen Sonntagsspaziergang machen. Stellen Sie sich vor, Sie sind mit einer Gruppe unterwegs. Vielleicht mit der Familie oder mit Freunden. Die einen schlendern, die anderen gehen, wieder andere legen sofort mit einem forschen Alltagsschritt los. Es braucht ein wenig Zeit, bis man sich auf ein gemeinsames Tempo verständigt hat. Meistens wird das gar nicht kommuniziert, sondern die unterschiedlichen Tempi balancieren sich irgendwie automatisch aus.

Nehmen wir einmal an, wir unternehmen einen Sonntagsspaziergang und haben ein Kleinkind dabei. Es soll sich im Laufen und Fortbewegen üben. Der Kinderwagen ist deshalb daheim geblieben und „Auf-den-Arm-Nehmen" ist heute keine Option. Jetzt bestimmt also das Tempo des Kindes das Fortkommen der ganzen Gruppe. Nach solchen Spaziergängen sind die Erwachsenen meist völlig ermattet und sinken ermüdet auf die Couch. Sie haben im Schneckentempo kaum Strecke gemacht. Außerdem konnten sie nicht wie gewohnt ausschreiten, sondern waren gezwungen, deutlich kleinere und langsamere Schritte zu machen. Viel weniger Anstrengung – und trotzdem müde?! Diese Form der Entschleunigung verlangt eigentlich nach einem Nickerchen. Den Körper zieht es in die Horizontale. Die übliche sonntägliche Antwort auf diesen Zustand ist eine Tasse Kaffee.

Hätte in diesem Fall Ihr Schlaf ein Wörtchen mitzureden, so würde er statt der Tasse Kaffee für ein kleines Nickerchen plädieren, denn für viele gilt leider: „Kaffee nach zwei – Nacht vorbei!" Aber das ist wieder ein ganz anderes Thema … Wir waren ja eigentlich bei der Tatsache, dass Bewegungen, wenn sie äußerst klein sind und zudem langsam ausgeführt werden, schläfrig machen. Dieses Phänomen macht sich das Sounder Sleep System zunutze.

Was passiert nun in unserem Körper, sodass die Technik des SSS greifen kann? „Schlaf kommt aus dem Gehirn, wird vom Gehirn erzeugt und sorgt für das Gehirn!", erklärt Michael Krugman. Um dies genauer zu betrachten, unternehmen wir eine kleine Reise in unser Gehirn: Dort sind unsere Bewegungsabläufe „organisiert".

„Im Großhirn gehen alle unsere Bewegungen mit einer Mischung aus erregender und hemmender Aktivität der Nervenzellen einher, auch neuronale Aktivität genannt. Das Gehirn ist immer neuronal aktiv, aber diese Aktivität kann angefeuert, also erregt, oder gehemmt werden. Bei einer neuronalen Erregung nehmen die von Nervenzelle zu Nervenzelle weitergegebenen Signale zu. Bei einer neuronalen Hemmung werden Nervenzellen so beeinflusst, dass sich die Signale abschwächen" (Wortmann 2015, S. 32).

Große, ausladende und schnelle Bewegungen wirken auf der neuronalen Ebene erregend und damit wachmachend. Kleine, sanfte und langsame Bewegungen wirken neuronal hemmend und damit – wie bei unserem Sonntagsspaziergang mit dem Kleinkind – (für die Erwachsenen) ermüdend. Mit kleinen, langsamen, sanften und monotonen Bewegungen bereiten wir also dem Schlaf sein Bett. So mag er es. Durch diese bedächtige Bewegungsform produzieren wir viel neuronale Hemmung und relativ wenig Erregung im Gehirn. Die Erregbarkeit unseres Großhirns sinkt und der Schlaf kann kommen.

Der Schlaf mag es langsam, vorhersehbar, sanft und langweilig. Es ist kein Zufall, dass wir Kinder in den Schlaf schaukeln oder wiegen. Schlaflieder und sogar einige Schunkellieder unterstützen diesen Prozess, indem die Melodie monoton, langsam und vorhersehbar ist. Schlaf ist auch ein *hypo*metabolischer Zustand. Dies bedeutet, dass die allgemeine Stoffwechselaktivität reduziert ist. Blutdruck, Herzfrequenz, Muskelspannung, Sauerstoffverbrauch, Körpertemperatur und Gehirnaktivität sind beim Einschlafen herabgesetzt. Einen solchen Zustand gilt es also herbeizuführen, damit sich Schlaf einfinden kann (vgl. auch Wortmann 2015, S. 33).

Den schlaffreundlichen hypometabolischen Zustand können wir mit dem systematischen Anwenden von **Mini-Moves** des Sounder Sleep Systems herstellen.

Die Mini-Moves

Äußerst langsame und sanfte Bewegungen, die schon an sich einen sehr beruhigenden Effekt haben, sind nicht das Einzige, was hilft, um in den erholsamen Schlaf zu sinken. Es sind noch zwei weitere Maßnahmen erforderlich, damit das Einschlafen und Wiedereinschlafen gelingen können.

Maßnahme 1: Diese langsamen und sanften Bewegungen werden mit dem sanften Ein- und Ausströmen des Atems synchronisiert.

Maßnahme 2: Auf die Synchronisation von Atmung und Bewegung folgt eine ausgedehnte Ruhephase.

Diesen Prozess nennt Michael Krugman **„Mini-Move“** (vgl. Krugman 2005, S. 36 f.). Alle **Mini-Moves** des SSS arbeiten mit denselben Basiskomponenten: Langsame, bedächtige physikalische Bewegungen werden mit der sanften, natürlichen Atmung synchronisiert und wechseln sich mit ausgedehnten Ruhephasen ab. Ein **Mini-Move** ist also *die Kombination* dieser Komponenten. Wir betonen das noch einmal, weil wir leicht geneigt sind, das Wort **Mini-Move** mit „kleine Bewegung“ zu übersetzen! Ein Mini-Move beinhaltet zwar diese kleine Bewegung, ist aber noch viel mehr. Michael Krugman bezeichnet die **Mini-Moves** als das Rohmaterial des Sounder Sleep Systems.

2.2.4 *Die Rolle der gerichteten Aufmerksamkeit*

Die gerichtete Aufmerksamkeit ist eine Basiskomponente und gleichzeitig eine „Basiskompetenz“, die wir im SSS benötigen. Sie ist vergleichbar mit dem klaren neutralen Zustand, in dem man sich befindet, wenn man meditiert – allerdings ohne spirituelle Inhalte.

Wir sind es gewohnt, die Aufmerksamkeit ins Außen zu richten. Deshalb werden ungeübte Zeitgenossen es erst einmal als Herausforderung erleben, ihre Konzentration von den interessanten, ablenkenden und bedarfsweckenden Impulsen der Außenwelt wegzulenken und sie dorthin zu bringen, wo im SSS „die Musik spielt“. Im SSS brauchen wir nämlich eine gekonnte Aufmerksamkeitswendung nach innen. Wir lernen, aufmerksam auf das „Geschehen“ der natürlichen Atmung und der atmungsassoziierten Bewegung zu werden. Gleichzeitig schulen wir so Schritt für Schritt unsere allgemeine Körperwahrnehmung. Anfänglich wird die Aufmerksamkeitsspanne relativ kurz sein, denn es ist erst mal schwer, die Aufmerksamkeit kontinuierlich bei der Atmung zu halten. Doch das ist ganz normal, weil unser Geist dafür „gemacht ist“, unsere Wahrnehmung nach außen zu katapultieren. Warum? Weil unsere steinzeitlichen Gene uns bis heute weismachen wollen, dass von dort die Lebensbedrohung kommt. Sie wissen schon … Säbelzahntiger …

Mit der Übungspraxis trainieren wir ganz beiläufig die Ausdauer dieser Aufmerksamkeit. Wir lernen, uns mehr und mehr zu konzentrieren und Körpersensationen zu bemerken. Geübte entwickeln mit der Zeit seismografische Fähigkeiten hinsichtlich ihrer Körperempfindungen und nehmen während der Übungen wahr, wie sich diese verändern. Gerichtete Aufmerksamkeit zu praktizieren bedeutet, mit einem interessierten, freundlich zugewandten Forschergeist wertfrei wahrzunehmen, was ist. Gehen Sie also wohlwollend mit sich um, wenn Sie bemerken, dass Ihr Geist wieder einmal nach außen driftet. 1000-mal abdriften heißt auch, 1000-mal wieder nach innen zurückzukehren!

Sie haben nun einen Überblick über die Komponenten des Sounder Sleep Systems bekommen. Wie wir gleich noch sehen werden, werden sie als Handlungen miteinander verknüpft:

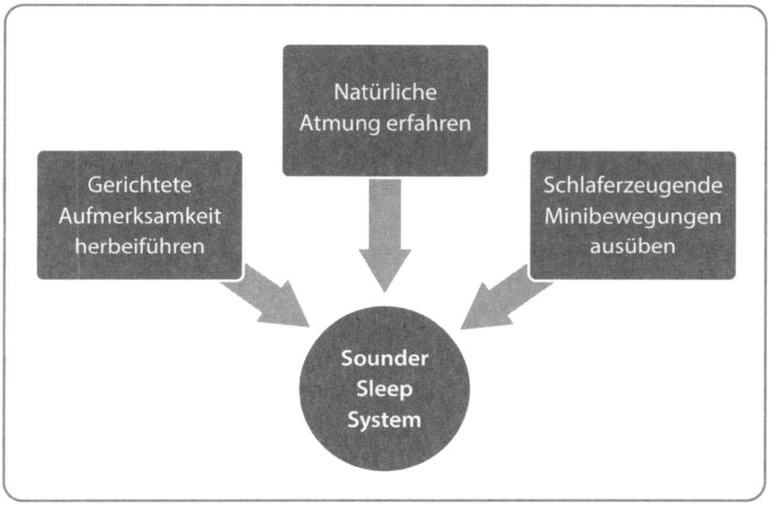

Die Bestandteile des Sounder Sleep Systems

2.2.5 *Die Reifephasen des Sounder Sleep Systems*

Um etwas Gelerntes und Praktiziertes zu konsolidieren, müssen wir es möglichst oft wiederholen, denn die Wiederholung ist die Mutter des Lernens. Wir brauchen die Zeit, in der sie geschehen kann. Die Aktionen *Gerichtete Aufmerksamkeit herstellen, die Natürliche Atmung erfahren* sowie *die Minibewegungen ausüben* sind sehr angenehm und beruhigend. Damit das Sounder Sleep System seine volle Kraft entfalten kann, braucht es drei Aktionen. Es gilt, …

1. die gerichtete Aufmerksamkeit *herzustellen,*
2. die natürliche Atmung *zu erfahren,*
3. die Mini-Moves *auszuführen.*

Um Gelerntes und Praktiziertes zu konsolidieren, müssen wir uns Zeit lassen und es möglichst oft wiederholen, denn die Wiederholung ist die Mutter des Lernens. Es ist sehr angenehm und beruhigend, die SSS-Basiskomponenten auszuführen. Doch um das Gehirn auf Schlaf zu „programmieren", müssen drei Reifephasen durchschritten werden:

1. die Beobachtungsphase,
2. die Aktionsphase und
3. das Pausieren.

Indem wir in mehreren Durchgängen beobachten, aktivieren und pausieren, werden wir immer tiefere und erholsamere Erfahrungen machen und immer sicherer im Körper die Physiologie erzeugen, die es braucht, damit der Schlaf kommen kann. Michael Krugman machte die Entdeckung, dass dieser Zustand besonders gut zu erreichen ist, wenn wir die dritte Reifephase, die Phase des Pausierens, von Mal zu Mal verlängern.

2.3 Von Theorie und Praxis

Vielleicht kennen Sie diesen Spruch? Der Unterschied zwischen Theorie und Praxis ist in der Praxis größer als in der Theorie. Damit wollen wir von theoretischen Grundlagen zur Praxis überleiten. Und einsteigen möchten wir mit einem bekannten Gesetz, wonach das Ganze mehr als die Summe seiner Teile ist.

Es ist nicht möglich, das Sounder Sleep System zu 100 % theoretisch zu erklären. Das liegt u. a. daran, dass wir es in der Praxis mit individuellen Erfahrungen und Empfindungen zu tun haben. Im SSS gibt es keine Festlegung, was „richtige“ Empfindungen oder Erlebnisaspekte sind. Vielmehr hat jeder Anwender das Recht auf sein eigenes Erleben und seine eigene Erlebnisqualität. Was im Verlauf einer Übung an Sensationen auftaucht, ist, wie es ist! Gelegentlich bieten wir als Anleiterinnen während der Übungen einige Erlebnisqualitäten an, die Sie als Übende vielleicht haben könnten. Wir sind damit quasi Kellnerinnen, die Ihnen ein Tablett mit „Erfahrungsmöglichkeiten“ hinhalten. Sie können sich etwas davon nehmen, Sie müssen es aber nicht.

Anmerkungen zu Begriffen für Soundersleepler der ersten Stunde

Sollten Sie als Leser*in zu den alten Hasen gehören, die in den frühen Jahren des Sounder Sleep Systems die Methode erlernt haben, so kann es sein, dass Sie beim Lesen über die Verwendung einiger Begriffe gestolpert und möglicherweise etwas irritiert sind. Das ist nicht verwunderlich, denn Soundersleep ist eine erfahrungsbasierte Methode, die nicht zu einem bestimmten Zeitpunkt fertig war, sondern sich über Jahre entwickelt hat.

Wenn man denn von einem „Geburtsjahr“ der Methode sprechen möchte, könnte man von 1999 ausgehen. 2005 erschien Michael Krugmans Buch *The Insomnia Solution – The Natural Drug-Free Way to a Good Night's Sleep*. Bis zu seinem Tod im Jahr 2016 gab er viele Seminare und bildete auf der ganzen Welt Menschen in dieser Methode aus. – Doch zurück zum Thema Begriffe:

In den frühen Jahren verstand man unter „Mini-Moves“ die kleinen feinen Bewegungen, die in den Übungen während der Nacht im Liegen praktiziert werden.

Aktuell (seit etwa 2014) steht der Begriff Mini-Moves weiterhin für die kleinen Bewegungen, man bezeichnet damit aber außerdem den Prozess, der der Synchronisation von Atmung und Bewegung eine ausgedehnte Ruhephase folgen lässt. Die Übungen, die während der Nacht im Liegen ausgeführt werden, heißen jetzt „Nachtzähmer“ (und nicht mehr Mini-Moves).

3. | Wie Sie Ihrem Schlaf ins Bett helfen

3.1 Dem Schlaf eine Chance geben

Würden Sie Salat in der Wüste pflanzen? Ohne eine gewisse Vorbereitung wäre dieses Projekt glatt zum Scheitern verurteilt. Salat benötigt das richtige Klima, den richtigen Boden und Sie als Gärtner*in brauchen die Gewissheit, dass während der Wachstumsphase Klima und Boden von relativ konstanter Güte bleiben. Und dann haben Sie noch überhaupt nichts für eine verlässliche Bewässerung der zarten Pflänzchen getan. In der Wüste sind die Tage heiß und die Nächte kalt. Nicht nur deshalb ist es äußerst schwierig, dort Salat anzubauen. Wer es dennoch versucht, wird vermutlich erkennen: Aufwand und Ertrag stehen in keinem angemessenen Verhältnis zueinander. Jeder Ökonom, der sein Handwerk einigermaßen versteht, würde vehement bemerken: „Vergiss es!" Auch versierte Ökolog*innen würden dieses Statement bekräftigen.

In unserem Salat-Beispiel wird besonnen überlegt und resümiert, ob das, was man da gerade macht oder machen will, Aussicht auf Erfolg hat. Doch wie sieht es bei der verzweifelten „Jagd" nach dem Schlaf aus? Besonnenheit? Fehlanzeige! Stattdessen sind da sehr oft Ungeduld und Hilflosigkeit anzutreffen. Bei manchen auch Ärger und Anspannung, ganz besonders dann, wenn die Schlaflosigkeit schon länger anhält. Es scheint, als gäbe es keine Zeit zu verlieren. Der Wunsch nach erholsamem Schlaf treibt die meisten Zeitgenossen paradoxerweise in ängstliches Grübeln, Herumwälzen, Herumwandern, ins nächtliche TV-Programm oder zum Surfen ins weltweite Netz. *„Sleep ist the antithesis of effort!"*, betont Michael Krugman.

Schlaf kann für Michael Krugman also nur jenseits jeglicher Anstrengung gelingen. Es ist deshalb unabdingbar, sie zu verabschieden, genauso wie jede Absicht, den Schlaf und seine Prozesse zu kontrollieren. Naturgesetze sind unkontrollierbar – und Gleiches gilt für den Schlaf. Wer es trotzdem probiert, erreicht nur eines: Er wird wacher. Und der Schlaf? Der zeigt sich dann in Gestalt eines scheuen, wilden Tiers. Er kommt und geht, so wie er will, und lässt sich nicht einfangen.

Doch was ist die Lösung dieses Problems? Man muss die Absicht, den Schlaf kontrollieren zu wollen, aufgeben. Vollständig. Bedingungslos. Das Beispiel vom Salat in der Wüste zeigt uns schließlich: Man kann nicht erwarten, dass eine Sache gelingt, wenn man nicht die notwendigen Bedingungen schafft. Und manchmal kann man sich das gleich sparen, weil der Aufwand sich nicht lohnen würde, ja die Bemühungen sogar ins Gegenteil verkehrt würden.

„Die Pflege eures Schlafes beginnt bereits dann, wenn ihr aufsteht – ob ihr das nun wahrhaben wollt oder nicht!“ Michael Krugman schleudert dieses Statement in den Übungsraum, während sich noch alle Anwesenden nach der vorherigen Übung schläfrig von ihren Matten aufrichten. Doch in einem so somnolenten Zustand lernen wir Menschen besonders gut. Dem Schlaf ins Bett zu helfen bedeutet also auch, sich den Tag und die Lebensgewohnheiten des Einzelnen genauer anzuschauen. Und was hat das alles mit dem Sounder Sleep System zu tun?

Durch das Sounder Sleep System wird der Körper in die physiologischen, mentalen und auch emotionalen Zustände befördert, die der Schlaf benötigt, um sich wohlzufühlen. Um beim Salat-Bild zu bleiben: Das Sounder Sleep System bietet quasi durch sorgfältiges Gärtnern im Gewächshaus die perfekten Bedingungen für einen guten Salat, ähm *Schlaf!* Sie allein entscheiden, was Sie nach der „Aufzucht“ mit Ihrem Schlaf tun wollen. Sie können diese zarte Pflanze in ein liebevoll zubereitetes Freilandbeet auswildern – oder sie (wieder) in die Wüste schicken!

3.2 Aus dem Grübel-Karussell aussteigen

„Unser Geist ist wie eine Gegend, in der man möglichst nicht allein unterwegs sein sollte. Schon gar nicht nachts."

(M. Krugman)

Das nächtliche Grübeln quält Schlaflose mehr als die verpasste Schlafenszeit. Dass uns Grübeleien oder wilde, beunruhigende Gedankengebilde des nachts mehr zu schaffen machen als tagsüber, ist eine wichtige Überlebensstrategie unseres Körpers. Besser, wir überschätzen eine Gefahr und machen uns frühzeitig aus dem Staub oder schwingen kraftvoll die Keule, um einem vermeintlichen Angreifer eins überzuziehen. Die frühen Menschen, die zu sorglos und gelassen auf nächtliche Situationen reagierten, können kaum unsere Vorfahren gewesen sein, denn sie haben nicht überlebt. Wir stammen also von denjenigen ab, die schnell alarmiert waren und sich in Sicherheit brachten. Wir tragen ihr Erbe noch in uns, und so kommt es in einer Welt, in der kaum noch wilde Tiere uns Menschen auflauern, häufiger mal zu einem „Fehlalarm". Wir empfinden ihn als nutzloses und quälendes nächtliches Grübeln. Verantwortlich hierfür ist eine Mixtur aus dem Schlaf- und Grübelhormon Melatonin und dem Aktionshormon Cortisol in unserem Blut. Aber nächtliches Grübeln lässt sich durch das Sounder Sleep System beeinflussen, ja sogar verwandeln.

„Die Atmung ist das perfekte Vehikel, um damit in den Schlaf zu reisen."

(M. Krugman)

Nutzen wir also zunächst wieder unseren Atem als Einfallstor zur Gelassenheit. Wie wir bereits wissen, ist die natürliche Atmung eine Basiskomponente des Sounder Sleep Systems. Ihr, als einer ureigenen Weisheit unseres Körpers, vertrauen wir. Wir beobachten und erleben den natürlichen Atemrhythmus und erfahren, wie sich mit der Atmung assoziierte Körperbereiche ausdehnen und zusammenziehen. Durch die Beobachtung gelingt es, die Aufmerksamkeit auf diese unwillkürliche Bewegung des Körpers zu lenken. Grübeleien treten so beiläufig in den Hintergrund und machen einer regelmäßigen rhythmischen inneren Erfahrung des Körpers Platz. Allein durch die Atembeobachtung ist es also möglich, still, ruhig und friedlich zu werden.

Dieses Phänomen verstärkt sich noch, wenn wir zu der Basiskomponente der natürlichen Atmung sanfte, kleine Bewegungen hinzunehmen, die wir wiederum mit dieser synchronisieren. Bei den meisten Sounder-Sleep-Übungen werden diese kleinen Bewegungen auch noch gepaart mit Selbstberührung. Synchron mit unserem natürlichen Atemfluss schieben wir beispielsweise (wie bei der Übung „das Daumenkissen", siehe Seite 54/73) den Daumen in unserer Handfläche sanft hin und her.

Wenn wir uns selbst berühren, reagieren Millionen von Rezeptoren in der Haut. Die sanften, langsamen Bewegungen und der Körperkontakt werden als Signale vom Gehirn empfangen, das mit der Ausschüttung von Hormonen reagiert. Diese Physiologie wird alsbald erlebbar, in Form einer sinkenden Herzfrequenz, eines reduzierten Muskeltonus sowie einer tiefen und ruhigen Atmung. Und auch die Gedanken werden ruhiger und freundlicher.

4. Wie Sie einsteigen und optimal üben

4.1 Was Sie vorbereitend tun können

Der Umgang mit den Übungstexten und der CD

Bisher haben Sie einiges gelesen. Aber dieses Buch enthält nicht nur gedruckte Seiten, es enthält auch eine CD. Wir haben einige ganz zentrale Übungen für Sie vertont, um Ihnen den Einstieg ins Sounder Sleep System möglichst leicht zu machen. Welche das sind, erkennen Sie an diesem Icon: (◉). Sie müssen nur noch die CD einwerfen, die empfohlene Übungshaltung einnehmen, zuhören – und genießen.

Der Fundus an SSS-Übungen ist riesengroß. Für dieses Buch haben wir unsere Lieblingsübungen – die, die wir selbst gern praktizieren und anleiten – verschriftlicht. Daraus können Sie sich wiederum Ihre ganz persönliche Übungssammlung zusammenstellen. Und wenn Sie über die beiliegende CD hinaus gerne Tonaufnahmen von weiteren Übungen haben möchten, dann vertonen Sie sie doch einfach selbst, etwa mithilfe Ihres Smartphones.

Sollten Sie zu den professionellen Helfer*innen gehören, so können Sie die Übungen natürlich auch für die Arbeit mit Ihren Klient*innen oder Patient*innen nutzen. Doch ob Sie das Buch für den Eigenbedarf oder beruflich nutzen: Die folgenden Hinweise sollten Sie unbedingt beachten.

Pausen einhalten

Im Sounder Sleep System sind Pausen ein wichtiges Element. Bitte hetzen Sie deshalb nicht durch die Übungen, sondern beachten Sie unbedingt die Pausen! Das heißt:

Am Ende eines Satzes machen Sie bitte eine Pause von zwei Sekunden.

Wenn Sie dieses Zeichen (…) in einer Übung vorfinden, bedeutet das, eine Sprechpause von drei Sekunden zu machen. Dementsprechend bedeuten drei aufeinanderfolgende Zeichen – (…) (…) (…) – eine Sprechpause von neun Sekunden. Die bewährte Methode, ruhig in Gedanken „21, 22, 23“ zu zählen, kommt einer Pausenlänge von drei Sekunden recht nahe.

Beachten Sie auch, dass kursiv gedruckte Worte nicht mitgesprochen werden, sondern Hinweise für die Anleitung der Übung sind.

Die Länge von Pausen, die eine Minute oder länger dauern, ist für die Übenden nicht immer gut einzuschätzen. Wir fügen deshalb auch bei Übungen, die nicht auf der beiliegenden CD zu finden sind, folgenden Passus ein: Gleich wird meine Stimme Sie weiter begleiten.

Was benötigen Sie zum Üben?

Um die Übungen praktizieren zu können, brauchen Sie für die **Nachtzähmer**:

1. Eine Unterlage, auf die Sie sich betten können, z. B. eine handelsübliche Yogamatte. Wer es weicher mag, kann eine Schafwollmatte nehmen oder zwei Yogamatten übereinanderlegen. Eine Matratze ist nicht zu empfehlen, weil die Gefahr zu groß ist, tief einzusinken und mit der Unterlage zu verschmelzen. So manche Körpersensation, die für den Lernerfolg im Sounder Sleep System unbedingt nötig ist, könnte dann nicht mehr gut wahrnehmbar sein. Außerdem brauchen Sie:
2. eine Decke zum Zudecken,
3. ein Kopfkissen,
4. zwei kleine Kissen, um ggf. im Liegen Ihre Arme komfortabel neben dem Körper ausrichten zu können.
5. Zum Üben der **Tageszähmer** brauchen Sie einen Stuhl oder Hocker.

4.2 Mit welcher inneren Haltung gehen Sie ans Üben heran?

Wie geht es Ihnen beim Lesen dieses Buches oder beim Hören der CD? Was geht Ihnen durch den Kopf? Sind Sie ein wenig aufgeregt? Das wäre ganz normal, denn wenn wir etwas Neues erfahren, belebt oder erregt uns das anfangs ein wenig.

Oder kommt es Ihnen eher so vor, als würden Sie hier viel Vertrautes vorfinden? In unseren Kursen hören wir immer wieder von Teilnehmer*innen: „Ach, so was kenne ich aus dem Yoga." „Das macht man doch auch in der Progressiven Muskelentspannung." Oder: „Das erinnert mich stark an Qigong." Auch das ist ganz natürlich, denn Menschen haben ein Bedürfnis zu verstehen und gleichen deshalb Neues (Lernmaterial) mit Bekanntem ab und versuchen, es zu integrieren. Das hilft, Komplexität zu reduzieren und sich in der Welt leichter zurechtzufinden. In der Begegnung mit etwas Unbekanntem werden deshalb gedankliche Suchprozesse gestartet, um etwas Vertrautes im Neuen zu entdecken. Dies entspringt unserem Urbedürfnis nach Sicherheit und Vorhersehbarkeit und ist völlig normal.

Das Andocken an Bekanntes kann jedoch auch das Lernen erschweren. Zum Erlernen des Sounder Sleep Systems ist eine offene, freundliche und neugierige Haltung optimal – sich urteilsfrei wie ein Kind zu nähern, das erkundend die Welt erfährt.

Kontraproduktiv hingegen sind (zu viele) Gedanken und Aufregung sowie die Anhaftung an Prinzipien. All das sind „Aufwecker", und die helfen Ihnen überhaupt nicht, wenn Sie schlafen (lernen) möchten. Hier ist nur ein Prinzip hilfreich: Es soll leicht gelingen!

Begegnen Sie den Übungen deshalb mit einer offenen, freundlichen Haltung. Sie werden beim Üben immer wieder aufgefordert, durch Ihren Körper zu spüren. Hier hilft Ihnen vielleicht die Vorstellung, Sie würden eine Landschaft erkunden. Begeben Sie sich auf Entdeckungsreise und nehmen Sie nur wahr, was es in dieser Landschaft alles zu sehen gibt: Hier ein Baum, dort ein Strauch, vielleicht ein Wasserlauf oder eine Klatschmohnwiese. Schauen Sie sich nur um und bewerten Sie nichts. Das ist eine offene, akzeptierende Haltung für alles, was sich Ihnen zeigt, und die Ihnen beim Üben hilft. Das ist zugegeben nicht immer leicht, erleichtert jedoch den Übungsprozess ungemein, denn die Haltung: „So will ich es nicht haben!" bringt Unbehagen, und auch Unbehagen ist ein „Aufwecker".

4.3 Die Sache mit dem Lernen

Fahren Sie Auto? Können Sie Ski fahren, lesen, schreiben, rechnen, sich schminken oder rasieren? All diese Tätigkeiten erfordern Übung.

Haben Sie nach der ersten Fahrstunde, in der Sie immer wieder den Motor abgewürgt haben, das Autofahren drangegeben, nach dem Motto: Das ist doch völlig überflüssig und so kommt man nie von A nach B?? Haben Sie nach dem ersten Sturz auf dem „Idiotenhügel" der Skilehrerin vorgehalten, wie man nur so eine blöde Sportart hat erfinden können? Sicher gehören Sie auch nicht zu den Menschen, die ganz früh beim Lesenlernen oder bereits beim kleinen Einmaleins die Flinte ins Korn geworfen haben, denn sonst würden Sie jetzt dieses Buch nicht lesen.

Oder wie war das, als Sie zum ersten Mal einen Lidstrich gezogen haben? Dass er misslungen war, fanden Sie vermutlich nicht besonders schlimm. Immerhin blieb Ihr Auge unverletzt – und darüber waren Sie bestimmt sehr froh. Und was bis zum Beherrschen einer sanften Nassrasur alles passieren kann, soll hier gar nicht erst erwähnt werden. Ihnen war einfach klar, dass Sie einige Anläufe brauchen würden.

Diese Einsicht, dass nicht alles im ersten Anlauf gut gelingt, braucht es auch für unsere Übungen. Michael Krugman nannte diese besonnene Übungspraxis „The Waiting Game". Er wurde nicht müde, den Übenden immer wieder ans Herz zu legen: *„Wartet, wartet, wartet! Versucht bitte nicht, die Mini-Moves im Bett zu praktizieren, bevor ihr sie nicht automatisiert habt und sie euch absolut flüssig und leicht gelingen!"* (Krugman 2005, S. 83).

Lernen ist zustandsabhängig. Unter Stress ist unser Lernfenster geschlossen. Wir können dann nur abspulen, was wir bereits tief verinnerlicht haben und automatisiert beherrschen. Zum Lernen, um Neues aufzunehmen, brauchen wir aber ein offenes Lernfenster. Und damit sich das Fenster öffnen (und offen bleiben) kann, braucht es eine gelassene, aufmerksame Haltung. Seien Sie also beim Üben nachsichtig mit sich selbst, versuchen Sie nichts zu erzwingen und geben Sie den Übungen Zeit, damit sie ihre volle Wirkung entfalten können. Das mag sehr schwer sein, denn wer nicht schlafen kann, ist nicht selten auch mit seiner Geduld am Ende und drängt auf schnelle Lösungen. Das ist allzu verständlich. Vielleicht kennen Sie den Spruch: „Wenn du es eilig hast, gehe langsam"? Hier trifft er definitiv zu. Und wenn Sie sich mit dieser Auffassung anfreunden können, haben Sie fast alles, was Sie brauchen, um in Kürze loszulegen.

Einige Tipps für einen maximalen Lernerfolg

Wie Sie bereits wissen, bringen die Sounder-Sleep-Übungen Sie in genau den passenden körperlichen und mentalen Zustand, um dösend in den Schlaf zu sinken. Wenn Sie Schritt für Schritt den Anleitungen folgen, werden Sie dieses Wohlbehagen erleben.

1. **Üben Sie anfangs tagsüber.**
   Beginnen Sie damit, tagsüber zu praktizieren, denn anfangs empfinden Sie die Übungen und den Übungsprozess vielleicht als etwas ungewöhnlich. Den größten Lernerfolg erzielen Sie jedoch, wenn Ihnen etwas vertraut ist. Vertrautes sorgt für Sicherheit. Später, wenn Sie nicht mehr fremdeln, können Sie die Übungen ohne große Anstrengung zur Schlafenszeit anwenden.
   Es gibt noch einen Grund, am Tag zu üben: Wenn Sie Schwierigkeiten mit dem Schlafen haben, ist die Zubettgehzeit vielleicht ohnehin etwas kompliziert für Sie. Sie möchten unbedingt schlafen, und es will Ihnen nicht gelingen. Deshalb verzweifeln Sie darüber, dass Sie am nächsten Tag nicht ausgeschlafen sein werden und welche Konsequenzen der fehlende Schlaf für Sie haben wird. Sie sind also kritisch voreingenommen – körperlich, geistig und gefühlsmäßig. All dies ploppt in Ihnen auf, wenn Sie schlafen wollen. Deshalb beginnen Sie bitte wirklich mit dem Üben während des Tages, wenn Sie am wenigsten von Ihren nächtlichen Quälgeistern abgelenkt sind.
2. **Wechseln Sie zu einer regelmäßigen abendlichen bzw. nächtlichen Übungspraxis.**
   Irgendwann haben Sie Ihre Übungspraxis tagsüber so weit gefestigt, dass Sie die Mini-Moves zur Bettzeit anwenden können. Man könnte sagen, Sie beherrschen die Übungen jetzt im Schlaf. Praktizieren Sie sie dann *jede* Nacht. Die Mini-Moves haben einen kumulativen Effekt. Je mehr Sie üben, umso größer ist der Nutzen. Durch regelmäßiges Üben werden die Mini-Moves zur Selbstverständlichkeit. Dann praktizieren Sie, ohne denken zu müssen. Und wo weniger Gedanken sind, entsteht mehr Raum fürs Fühlen. Dann Sind Sie auch in der Lage, das Wonnegefühl von Leben, Bewegung und Atmung in Ihrem Körper wahrzunehmen. Sie spüren die angenehme Schläfrigkeit, bevor Sie dösend in den Schlaf sinken. Wenn Denken und Fühlen getrennt sind, entspannt Ihr Körper und Ihr Geist wird ruhig und klar. Von diesem Zustand ist es nur noch ein kleiner Hüpfer ins Land der Träume.
   Sollten Sie zu den Menschen gehören, die zwar leicht einschlafen, aber im Lauf der Nacht aufwachen und nicht wieder zurück in den Schlaf finden, dann können die am Tag gelernten Mini-Moves Ihnen helfen, wieder in den Schlaf zu gleiten. Durch Ihre regelmäßige Sounder-Sleep-Übungspraxis haben Sie Ihren Geist und Körper so konditioniert, dass Sie schnell wieder in den Schlaf gleiten, wann im-

mer Sie es wollen. Und deshalb beginnen Sie bitte wirklich damit, anfangs tagsüber zu üben (vgl. Krugman 2005, S. 238 ff.).

3. **Setzen Sie Tageszähmer gezielt ein.**
Tagesabläufe und Alltagsgewohnheiten sind höchst individuell. Deshalb können die folgenden Anregungen nur zur groben Orientierung dienen. Wie beginnt Ihr Tag? Vielleicht greifen Sie als Erstes zum Handy, um sofort wieder online zu sein und zu funktionieren? Vielleicht beginnen Sie den Tag mit einem ersten Blick auf Ihre Lieben oder Ihr Haustier. Oder Sie blicken aus dem Fenster, um zu schauen, ob die Welt heute noch so ist, wie Sie sie gestern vor dem Schlafengehen zurückgelassen haben? Vielleicht beginnt der Tag auch sofort mit dem ersten Kaffee oder Tee? Vielleicht mit einem Schritt auf den Balkon und dem Blick auf das Thermometer? Manch einer fühlt den Puls, misst den Blutdruck, den Blutzucker oder nimmt schon mal die Schilddrüsentablette vor dem Frühstück. Man präpariert sich für den Tag und nimmt gedanklich vorweg, wie dieser wohl verlaufen mag. Sie werden schon ahnen, worauf das hier hinauslaufen soll.
Richtig: **Direkt zu Tagesbeginn** wäre jetzt ein Tageszähmer optimal, um sich für einen anforderungsreichen und eng verplanten Alltag zu präparieren. Ein weiterer guter Zeitpunkt für einen Tageszähmer ist **die Zeit vor dem Mittagessen**. Dann, wenn Sie noch konzentriert genug sind und bevor Sie das Mittagstief ereilt und der volle Magen die absolute Aufmerksamkeit des Organismus fordert.
Auch **der späte Nachmittag** ist ein idealer Zeitpunkt für einen Tageszähmer. Dann, wenn der Tag sich allmählich dem Ende entgegenneigt und so mancher von Schlaflosigkeit geplagte Mensch bereits beginnt, die nächste schreckliche Nacht zu erwarten.
Der nächste perfekte Zeitpunkt für einen Tageszähmer ist die Zeit kurz bevor Sie zu Bett gehen, **die letzten 60 bis 90 Minuten vor der Bettkante**. Diese Zeit nennen wir „die Zeit des Anschlafens“ – die Passage zwischen der hektischen Betriebsamkeit des Tages und der ruhigen, regenerierenden Nacht. Dieser Zeitraum sorgt im besten Fall für die klare Unterscheidung zwischen Tag und Nacht und ermöglicht dem Körper, sich auf den Schlaf vorzubereiten.
Über diese Vorschläge hinaus gilt die Faustregel: Praktizieren Sie die Tageszähmer, so oft es Ihr Tagesablauf erlaubt und **so oft Sie können**. Dadurch besänftigen Sie Ihren Tag und spielen Ihrem erholsamen und genussvollen Schlaf bereits tagsüber in die Hände.

Aus eigener Erfahrung wissen Sie sicherlich: Mit dem reinen Vorsatz („Heute mache ich ein paar Tageszähmer“) ist es nicht getan. Meistens wird daraus: „Eigentlich wollte ich heute ein paar Tageszähmer üben, aber es ist mir immer wieder etwas dazwischengekommen.“ Das frustriert und man verliert die Lust an der Sache. Um es sich mit dem Üben nicht so schwer zu machen, sind Übungspläne hilfreich. Sie geben Orientierung und Struktur. Sie sind aber auch nicht in Stein gemeißelt, sondern sollen als „Geländer“ dienen. An diesem kann man sich entlanghangeln. Mit einem solchen Geländer ist die Ausbeute an tatsächlich praktizierten Übungen erfahrungsgemäß größer als ohne, selbst wenn das ein oder andere Mal auch hier „etwas dazwischengekommen ist“. Vorschläge für Übungspläne finden Sie unter „Wie Sie dranbleiben und genießen“ (Seite 101).

5. Atmen – bewegen – schlafen: die Übungen

„Practise – practise – practise!“

(M. Krugman)

5.1 Basistechniken

Grundlage: Die drei Atmungsräume erkunden

Im Folgenden werden Sie Bekanntschaft mit den drei Atmungsräumen machen. Diese werden Sie für die eine oder andere Sounder-Sleep-Übung benötigen.

Und was genau ist zu tun? Nicht viel. Sie machen sich hier lediglich mit verschiedenen Handpositionen auf der Körpervorderseite vertraut, während Sie in einer komfortablen Rückenlage verweilen.

Für die Erkundung der drei Atmungsräume benötigen Sie: eine Unterlage, auf die Sie sich betten, eine Decke zum Zudecken, ein Kopfkissen und ggf. zwei kleine Kissen, um später Ihre Arme komfortabel ausrichten zu können.

Ablauf:

Nun legen Sie sich auf Ihre Unterlage. Machen Sie es sich auf dem Rücken bequem. Wenn Sie mögen, stellen Sie die Füße auf, winkeln Sie die Knie an und entlasten Sie so Ihren Rücken. Gönnen Sie sich einen Moment, um in dieser Lage anzukommen. Welche Körperteile haben Kontakt zur Unterlage, und welche Teile Ihres Körpers haben keinen Kontakt zur Unterlage? Einfach nur wahrnehmen.

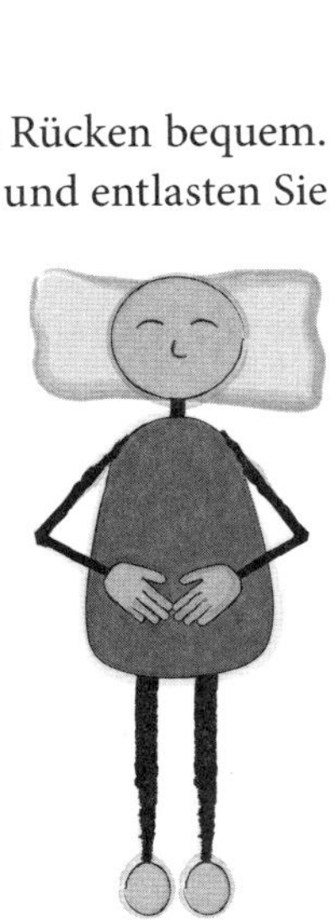

Erkundung des unteren Atmungsraums: Legen Sie Ihre Hände mit den Handflächen nach unten auf Ihren Bauch. Die Daumen berühren sich oberhalb des Bauchnabels, die Zeigefinger berühren sich unterhalb des Bauchnabels. So entsteht ein Dreieck oder eine Herzform der Hände um Ihren Bauchnabel herum. Beide Hände liegen flach und entspannt auf Ihrem Bauch. Ihre Arme sollten in dieser Position eine bequeme Haltung einnehmen. Dafür können Sie Ihre Unterarme, Ellenbogen und Oberarme beidseitig bequem auf die bereitgelegten Kissen betten. Ihre Hände liegen komplett und entspannt auf Ihrem Bauch. Das ist auch schon alles. Damit haben Sie Ihre Hände auf dem unteren Atmungsraum platziert.

Legen Sie nun für eine kleine Weile Ihre Arme neben den Körper, um danach den mittleren Atmungsraum kennenzulernen.

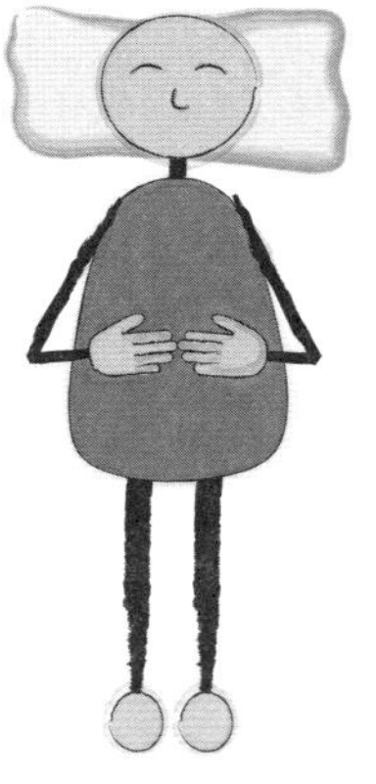

Erkundung des mittleren Atmungsraums: Legen Sie Ihre Hände mit den Handflächen nach unten mittig auf den letzten Rippenbogen, sodass die rechte untere Rippe von der Handfläche der rechten Hand und die linke untere Rippe von der Handfläche der linken Hand umschmiegt wird. Ihre Daumen liegen auf dem unteren Teil Ihres Brustkorbs und die vier Finger Ihrer Hände liegen auf dem oberen Teil Ihres Bauchs. So umschmiegen beide Hände die unteren Rippenbögen und liegen dort leicht und entspannt.

Auch hier sollten Ihre Arme in dieser Position eine bequeme Haltung einnehmen. Dafür können Sie sie wieder auf die Kissen betten. Vielleicht möchten Sie auch die Handposition für wenige Millimeter etwas nach oben oder nach unten justieren. Somit haben Sie Ihre Hände auf dem mittleren Atmungsraum platziert.

Legen Sie nun für eine kleine Weile Ihre Arme neben den Körper, um danach den oberen Atmungsraum kennenzulernen.

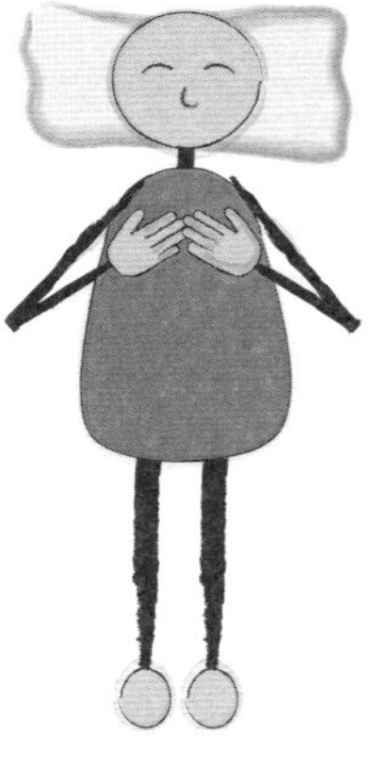

Erkundung des oberen Atmungsraums: Legen Sie Ihre Hände mit den Handflächen nach unten auf den oberen Teil Ihres Brustkorbs, jedoch noch unterhalb des Schlüsselbeins. Die rechte Hand ruht rechts neben Ihrem Brustbein und die linke Hand ruht links neben Ihrem Brustbein. Die Hände liegen sanft und leicht auf Ihrem Brustkorb. Sorgen Sie wieder für eine angenehme Position Ihrer Arme durch die Kissen. Somit haben Sie Ihre Hände auf dem oberen Atmungsraum platziert.

Nun sind Sie bestens vorbereitet für die Basisübung des Sounder Sleep Systems: die natürliche Atmung befreien.

Übung: Die natürliche Atmung befreien

Machen Sie es sich auf Ihrer Unterlage so bequem wie möglich.
Vielleicht ist noch ein Knopf oder Gürtel zu öffnen, oder Sie möchten Ihre Brille abnehmen.
Nehmen Sie sich Zeit, sich so bequem wie möglich auf Ihrer Unterlage einzurichten.
Sollte noch der eine oder andere Gedanke auftauchen, begrüßen Sie ihn freundlich und merken Sie an, dass Sie sich später um ihn kümmern werden. Jetzt jedoch ist es gut, zur Ruhe zu finden, auch wenn sich die Ruhe selbst noch nicht so recht einfinden will, sondern erst ihre kleine Verwandte, die Unruhe, sie schon einmal ankündigt. Sie liegen nur hier und lenken Ihre Aufmerksamkeit auf den Atem. Die Luft strömt sanft ein und wieder aus. Lassen Sie den Atem fließen, ohne ihn anders haben zu wollen.

In Ihrem eigenen Atemrhythmus. Ganz sanft weich und leicht. Lassen Sie die Einatmung kommen und die Ausatmung gehen. Nehmen Sie sich Zeit für jeden Atemzug. Und während die Atmung weich, einfach und leicht ist, nehmen Sie wahr, welche Bereiche Ihres Körpers die Unterlage berühren und welche nicht. Und wo die Unterlage den Körper berührt und wo nicht. (...) (...) (...)

Es gibt viele unterschiedliche Auffassungen darüber, wie eine „richtige" Atmung zu sein hat. Vergessen Sie nun einmal alles, was Sie bisher über die Atmung gelernt haben. Halten Sie sich vielmehr offen für die Erfahrungen, die Sie nun mit Ihrer natürlichen Atmung machen werden. Lassen Sie bitte Ihre Atmung einfach kommen und gehen, ohne sie anders haben zu wollen. (...) Nehmen Sie sich dabei alle Zeit, die es für die Einatmung braucht, und all die Zeit, die es für die Ausatmung braucht. Und auch für die kleinen Pausen dazwischen. (...) (...) (...) Nun, da Sie so bei Ihrer Atmung sind, werden Sie wahrnehmen, dass sie sich etwas verändert. Vielleicht wird Ihre Atmung erst etwas schneller oder langsamer, tiefer oder flacher. Einfach nur, weil Sie sie beobachten. Vielleicht fühlt sie sich zunächst auch gar nicht so angenehm an. Seien Sie beruhigt – der natürliche Atemfluss wird sich ganz von allein einstellen. (...) (...) (...)

Ein paar Momente lassen Sie bitte Ihre Atmung von allein kommen und gehen. Wenn Sie sie ganz von allein passieren lassen, wird sie sich an das anpassen, was Sie gerade tun. Die Atmung ist für alles, was wir im Leben tun, immer „richtig", ob wir nun einen Hundertmeterlauf machen oder entspannt in der Hängematte liegen. Einfach nur ein- und ausatmen. Die Atmung geschehen lassen. (...) (...) (...) Bitte hören Sie den folgenden Übungsanweisungen nur zu. Lassen Sie alles so sein, wie Sie es wahrnehmen, und bewerten Sie nichts. Es gibt kein „Richtig" und kein „Falsch". Die Atmung ist immer im gegebenen Moment authentisch. (...)

Nun legen Sie bitte, Ihre Hände mit den Handflächen nach unten auf den Bauch. Dieser Bereich wird unterer Atmungsraum genannt. (...) Lassen Sie Ihre Hände ganz sanft und weich auf dem Bauch liegen. Lassen Sie sich die Spitzen Ihrer beiden Daumen sanft, kaum merkbar berühren. (...) Die Daumen liegen oberhalb Ihres Bauchnabels. Auch Ihre Zeigefinger berühren sich sanft und liegen unterhalb Ihres Bauchnabels, so, dass eine dreieckige Öffnung zwischen Ihren Händen entsteht. (...) Lassen Sie Ihre Ellenbogen bequem an Ihren beiden Seiten ruhen. Falls sie nicht die Unterlage berühren, nehmen Sie, wenn Sie mögen, ein kleines Kissen zur Hilfe. (...) (...) (...) Wenn Sie nun alles bequem arrangiert haben, liegen Sie einen Moment ruhig in dieser Position und lenken Sie die Aufmerksamkeit wieder behutsam auf die Atmung und beobachten Sie die Atembewegungen. (...) (...) (...) Während der gesamten Einatmung hebt sich Ihre Bauchdecke und während der gesamten Ausatmung senkt sich Ihre Bauchdecke. Jedes Mal, wenn sich Ihre Bauchdecke hebt, heben Sich auch Ihre Hände. Jedes Mal, wenn sich Ihre Bauchdecke senkt, senken sich auch Ihre Hände. (...) (...) (...) Nun lenken Sie bitte Ihre Aufmerksamkeit auf den Punkt, an dem Ihre Daumen in Kontakt sind:

(...) Wenn Sie einatmen und sich Ihre Bauchdecke hebt, sich Ihr Bauch ausdehnt, was passiert dann mit dem Kontakt zwischen Ihren Daumenspitzen? Wird er vielleicht fester und deutlicher oder leichter und weniger deutlich? (...) Und wenn Sie dann ausatmen und die Bauchdecke sich senkt und sich entspannt, was passiert dann mit dem Kontakt der beiden Daumen? (...) Lassen Sie Ihren Atem fließen und beobachten Sie dies für einige Momente. Beobachten Sie den Kontakt Ihrer Daumen zueinander, während Sie ganz sanft, weich, leicht und einfach ein- und ausatmen und sich alle Zeit für jeden Atemzug nehmen, die es braucht. (...) Und falls Sie nichts weiter bemerken, ist das auch in Ordnung. Folgen Sie einfach der Bewegung der Atmung. Dabei nutzen Sie Ihre Hände, um die sanften rhythmischen Bewegungen der Atmung zu erspüren. (...) So wird es Ihnen möglich, von der Hektik des Alltagslebens und den ruhelosen Gedanken hinüberzugleiten zu den regelmäßigen, rhythmischen, beruhigenden Sinneseindrücken in Ihrem Körper. Immer wieder die sanften Bewegungen des Atems ins Gewahrsein nehmen und weich, leicht und einfach ein- und ausatmen. (...) Somit können Sie der Atmung erlauben, ganz friedlich zu werden. In diesem inneren Zustand der Ruhe entspannt der Körper, und auch die Gedanken kommen mehr und mehr zur Ruhe. (...) (...) (...)

Richten Sie nun bitte noch einmal Ihre Aufmerksamkeit auf die Kontaktstelle zwischen Ihren beiden Daumen. Wenn Sie einatmen und sich ihre Bauchdecke und Ihr Bauch heben und sich ausdehnen, was passiert dann zwischen Ihren Daumen? (...) Wird der Kontakt fester und deutlicher oder wird er leichter und weniger deutlich? (...) (...)

Wenn Sie ausatmen und Ihre Bauchdecke und Ihr Bauch sinken und sich entspannen, was passiert dann mit dem Kontakt zwischen Ihren Daumen? Wird er fester und deutlicher oder wird er leichter und weniger deutlich? Nehmen Sie wahr, welche Bewegungen Sie dort fühlen können. Dort, wo sich Ihre Daumen berühren. Vielleicht ist aber auch nichts weiter zu bemerken. Sie atmen weiter weich, leicht und in aller Ruhe. (...) (...) (...)

Nun nehmen Sie bitte Ihre Hände vom unteren Atmungsraum und legen die Arme neben sich auf die Unterlage. Wenn Sie nun in den unteren Atmungsraum hineinspüren, was bemerken Sie? (...) Vorhin haben Sie Ihre Hände darin unterstützt, die Bewegungen der Atmung zu bemerken. Nun spüren Sie dem nach und beobachten das Heben und Senken mit der inneren Wahrnehmung Ihres Körpers. (...) Vielleicht fühlt sich alles leichter, weiter, wohliger an. Während Sie all das beobachten, erlauben Sie Ihrer Atmung, einfach nur zu kommen und zu gehen. Ruhen Sie sich aus, nehmen Sie sich alle Zeit für jeden Atemzug. Nehmen Sie all die positiven Gefühle im Körper wahr, die mit dieser Erfahrung verbunden sind. Und so hat sich das sanfte, wohlige Gefühl der natürlichen Atmung vielleicht schon längst auf andere Bereiche des Körpers ausgedehnt. Einfach nur weich, leicht und einfach ein- und ausatmen. (...) (...)

Nun können Sie wählen, ob Sie diesen angenehmen Zustand weiter sanft und wohlig genießen und schlafen möchten oder ob Sie die Übung nun abschließen. Wenn Sie weiter entspannen möchten, überhören Sie die folgenden Worte. (...) (...) (...)

Wenn Sie die Entspannung abschließen möchten, denken Sie zunächst ausdrücklich: „Ich beende nun diese Übung". Dehnen und strecken Sie Ihre Arme und Beine. Öffnen Sie Ihre Augen, lassen Sie Ihre Augen sich an das Licht gewöhnen. Kommen Sie jetzt frisch und klar in die Außenwelt zurück.

Übung: Zur Mitte kommen: Die natürliche Atmung erfahren

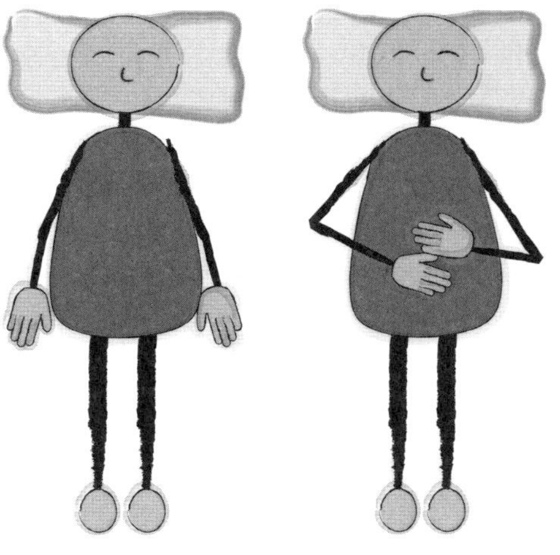

Machen Sie es sich in der Rückenlage bequem. Gestalten Sie alles so, dass es ganz stimmig für Sie ist. Stützen Sie Ihren Kopf mit einem Kissen und decken Sie sich mit einer Decke zu. Vielleicht möchten Sie Ihren Rücken entlasten. Dazu können Sie sich mit einer zusammengerollten Decke oder einem zusammengerollten Handtuch unter Ihren Kniekehlen behelfen. Sie können auch Ihre Knie anwinkeln und die Fußsohlen flach auf die Unterlage stellen. (...) (...) (...)

Nehmen Sie sich einen Moment, um in dieser Haltung anzukommen. (...) (...)

Liegen Sie einfach nur da. (...) Lassen Sie auch Ihren Atem erst einmal ankommen. (...) Lassen Sie ihn weich, leicht und einfach sein. Dabei nehmen Sie sich alle Zeit für jeden Atemzug. Für das Ein- und für das Ausatmen. Lassen Sie die Atmung einfach geschehen, ohne sie anders haben zu wollen. (...) (...) (...)

Wenn Sie mögen, können Sie Ihre Augen jetzt oder später schließen. Richten Sie Ihre Aufmerksamkeit nun auf Ihre Liegeposition. (...) (...) Welche Körperteile haben Kontakt zur Unterlage und welche Teile Ihres Körpers haben keinen Kontakt zur Unterlage? (...) Einfach nur wahrnehmen. (...) Welche Position haben Ihre Fersen gefunden? (...) Die Unterschenkel, (...) Ihre Kniekehlen, (...) Ihre Oberschenkel, (...) das Gesäß, (...) Ihr unterer Rücken, (...) der mittlere Rücken, (...) der obere Rücken mit den Schultern und den Schulterblättern, (...) Ihre Oberarme, (...) die Ellenbogen, (...) Ihre Unterarme, (...) Handgelenke und Hände. (...) Wie schmiegen sich Kopf und Hals in Ihr Kissen? (...)

Und wenn es jetzt noch etwas gibt, was Sie ändern möchten, so gönnen Sie sich die Zeit, sich noch komfortabler auf der Unterlage einzurichten. (...) (...) (...)

Positionieren Sie nun Ihre rechte Hand so, dass sie bequem mittig auf dem Bauchnabel ruht. Die linke Hand legen Sie entspannt oberhalb der rechten Hand mittig auf Ihren Oberbauch, und zwar so, dass die Außenkante des kleinen Fingers Kontakt zur Außenkante des Daumens Ihrer rechten Hand hat. Die Außenkante des kleinen Fingers der linken Hand schmiegt sich also an die Außenkante des Daumens Ihrer rechten Hand. (...) (...) (...) Wenn es für Sie komfortabler ist, können Sie Ihre Ellenbogen dazu jeweils mit einem kleinen Kissen unterstützen. (...) (...) (...)

Überprüfen Sie, ob diese Handposition Ihnen zusagt oder ob Sie die Position der Hände tauschen möchten. Das heißt, die linke Hand wechselt auf den Bauchnabel und die rechte Hand positioniert sich oberhalb. So hat die Außenkante des kleinen Fingers der rechten Hand Kontakt zur Daumenkante der linken Hand. Probieren Sie es für einen Moment aus. (...) (...) (...) (...) (...)

Egal, zu welcher Handposition Sie sich entschlossen haben, ab nun „reden" wir von der oberen und von der unteren Hand. Beide Hände lassen Sie nun entspannt in dieser Position auf der Mitte Ihres Bauches ruhen. Atmen Sie weich, leicht und einfach. (...) (...) (...)

Beobachten Sie die Bewegungen Ihrer Atmung. Vielleicht merken Sie , wie jedes Mal, wenn Sie einatmen, sich Ihre Bauchdecke hebt, und jedes Mal, wenn Sie ausatmen, sich Ihre Bauchdecke wieder senkt. (...) Und jedes Mal, wenn Sie einatmen und sich Ihre Bauchdecke hebt, heben sich auch Ihre Hände. Jedes Mal, wenn Sie sanft ausatmen, sich Ihre Bauchdecke senkt, sinken auch Ihre Hände. (...) Ihre Hände unterstützen Sie dabei, die Atembewegungen in der Körpermitte genau zu erspüren. Sie atmen ein, Ihr Bauch hebt sich und dehnt sich aus und Ihre Hände heben sich mit dem Bauch. Sie atmen aus, ihr Bauch sinkt und entspannt sich und ihre Hände sinken mit dem Bauch. (...) Bei all dem lassen Sie Ihre Hände leicht und sanft auf Ihrer Mitte liegen. Die Bewegung vollzieht sich lediglich durch den ganz natürlichen Atemfluss. Sie liegen nur da und beobachten. Lassen Sie Ihre Atmung weich, leicht und einfach sein und genießen Sie jeden Atemzug. *(30 Sekunden Stille)*

Nun nehmen Sie die Außenkante Ihres Daumens der unteren Hand und die Außenseite Ihres kleinen Fingers der oberen Hand in Ihr Gewahrsein. (...) Wie schmiegen sich diese aneinander? Was geschieht, während Sie sanft einatmen, und was geschieht, während Sie sanft ausatmen. (...) (...) (...) Während Sie ganz in Ihrer eigenen Zeit einatmen, kann es sein, dass die Kontaktpunkte von Daumen und kleinem Finger stärker werden und sich aufeinander zubewegen? (...) Oder verringert sich der Kontakt beider Finger vielleicht? (...) Beobachten Sie, was während all der Zeit, die Ihre Einatmung andauert, und all der Zeit, die Ihre Ausatmung andauert, geschieht. Beobachten Sie nur. Nur wahrnehmen. (...) (...) Sie atmen weich, leicht und einfach und sind aufmerksam dafür, wie Ihre Atmung den Kontakt von der Daumenkante der unteren Hand zur kleinen Fingerkante der oberen Hand gestaltet. (...) (...) (...) (...) (...)

Während Sie in Ihrer Zeit einatmen, kann es sein, dass sich die Kontaktpunkte der Daumenkante und der Kante des kleinen Fingers etwas voneinander entfernen? (...) Kann es sein, dass dabei ein sanfter Zug zu beiden Seiten, jeweils nach links und rechts, bemerkbar ist? (...) Kann es sein, dass dabei die Kanten des Daumens und des kleinen Fingers sanft aneinander entlanggleiten? (...) (...) Und in der Zeit, die es dauert, um auszuatmen, gleiten da vielleicht beide Fingerkanten wieder in die Ursprungsposition zurück? Nur wahrnehmen. (...) (...) (...) Vielleicht beobachten Sie gerade auch etwas völlig anderes, wie sich Atmung und Bewegung in Ihrem Körper jetzt in diesem Moment bemerkbar machen. (...) (...) (...)

Beobachten Sie weiter mithilfe Ihres Daumens und Ihres kleinen Fingers die Bewegungen, die durch Ihre Atmung erfahrbar werden. (...) Nur beobachten. (...) In aller Ruhe nehmen Sie sich Zeit für die Einatmung und für die Ausatmung. (...) Und in aller Ruhe nehmen Sie sich Zeit für diese Erfahrung mit Ihrem natürlichen Atem. (...) (...) (...)

Gönnen Sie sich nun eine Pause und spüren Sie nur nach. *(30 Sekunden Stille)*
Ruhen Sie sich für einige Atemzyklen von dieser Beobachtung aus und achten Sie dabei auf all die angenehmen Empfindungen, die Sie in Ihrem Körper jetzt wahrnehmen können. (...) (...). Ruhen Sie aus, fühlen Sie die Wirkung Ihrer Beobachtung. Genießen Sie die Ruhe, die Sie selbst geschaffen haben. *(30 Sekunden Stille)*

Guuut.

Vielleicht möchten Sie in diesem angenehmen Zustand weiter sanft und wohlig verweilen. Dann dösen Sie einfach vor sich hin und gönnen Sie sich diese entspannte Zeit.

Wenn Sie die Übung abschließen möchten, denken Sie: „Ich beende nun diese Übung." Dehnen und strecken Sie noch einmal genüsslich Ihren Körper, öffnen Sie Ihre Augen und kommen Sie frisch und klar in den Alltag zurück.

5.2 Tageszähmer

Vorbemerkung: Die Tageszähmer üben Sie im Sitzen. Dafür brauchen Sie einen Stuhl oder Hocker.

Übung: Einnicken

Vorbemerkung: Diese Übung aus der Reihe der Tageszähmer hat eine Sonderstellung. Üblicherweise haben die Übungen aus dem Sounder Sleep System folgendes Format:

Sie führen eine Minibewegung aus und reduzieren im weiteren Verlauf die Bewegungsintensität dieser Minibewegung in der Regel um die Hälfte, um anschließend, vor dem Hintergrund Ihrer gemachten Erfahrung, sich diese Bewegung nur vorzustellen. Mit diesem Format entwickeln die Sounder-Sleep-Übungen Ihre volle Wirkung.

In der Übung „Einnicken" genügt es, lediglich den ersten Schritt zu vollziehen. Sie werden bei diesem Tageszähmer dazu angehalten, beim Einatmen Ihren Kopf sanft zu heben und ihn mit der Ausatmung wieder zu senken. Wenn Schlaf uns im Sitzen überkommt, wird der Kopf für die Halswirbelsäule zu schwer und kippt nach vorn. Wir nicken ein.

In unserem Körpergedächtnis ist eine solche Bewegung über Jahrtausende so fest verankert, dass auch ein simuliertes Einnicken schnelle Wirkung zeigt. Natürlich steht Ihnen frei, auch die anderen Schritte (die Minibewegung um die Hälfte zu reduzieren und die Minibewegung in der Vorstellung zu praktizieren) zu durchlaufen. Im Folgenden wird jedoch die „abgespeckte" Variante der Übung angeleitet.

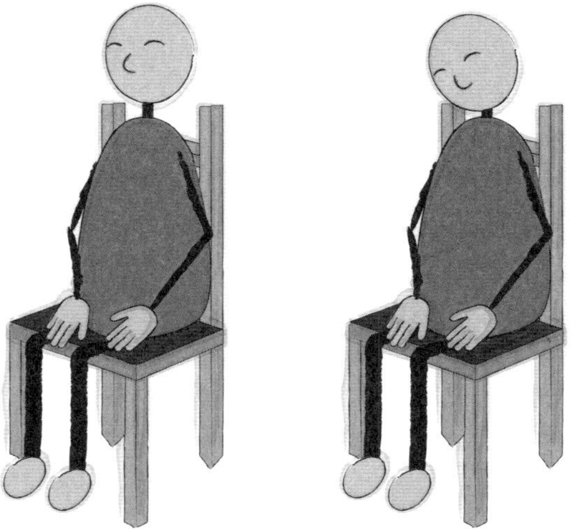

Ablauf:

Machen Sie es sich auf einem Stuhl bequem. Sorgen Sie für einen komfortablen, aufrechten Sitz. Stellen Sie Ihre Füße parallel nebeneinander auf den Boden, sodass beide Fußsohlen vollständig im Kontakt mit dem Boden sind. (...)

Nehmen Sie eine würdevolle Haltung ein. Der Kopf ruht aufrecht auf Rumpf und Nacken. Pendeln Sie Ihren Kopf zunächst etwas vor und zurück. Vielleicht auch sanft nach links und rechts, sodass sich diese Haltung für Sie bequem anfühlt. (...) Nehmen Sie sich einen Moment Zeit, in dieser aufgerichteten Haltung anzukommen. Wenn Sie mögen, schließen Sie die Augen jetzt oder später.

Nehmen Sie wahr, wie der Kontakt Ihrer Fußsohlen zum Fußboden ist. Welche Position haben Ihre Fußgelenke, (...) Ihre Unterschenkel, (...) Ihre Knie, (...) die Oberschenkel und Ihr Gesäß gefunden? (...) Wie hat sich die Wirbelsäule, die untere, die mittlere und die obere Wirbelsäule mit den Schultern und Schulterblättern eingerichtet? (...) (...) (...) Welche Position haben Ihre Oberarme, (...) Ellenbogen, (...) Unterarme, (...) Ihre Handgelenke und Ihre Hände, (...) Ihr Hals und Ihr Kopf gefunden? (...) (...) All das nehmen Sie einfach nur wahr. (...)

Lenken Sie Ihre Aufmerksamkeit nun auf Ihren Atem und lassen Sie ihn sanft einströmen und sanft wieder ausströmen. Sie lassen Ihren Atem ganz, weich, leicht und einfach sein. Dabei nehmen Sie vielleicht wahr, dass Ihr Atem Ihren Körper bewegt. Nehmen Sie sich Zeit für jeden Atemzug. Der Atem kommt, der Atem geht, weich, leicht und in aller Ruhe. (...) (...) (...)

So in dieser Haltung angekommen, geben Sie Ihrer natürlichen Atmung Raum. (...) Kann es sein, dass, während Sie einatmen, sich Ihre Schultern etwas anheben? Sich Ihr Brustkorb ausdehnt und der Bauch sich nach vorn wölbt?! (...) (...) Vielleicht ist es auch anders herum. Sie nehmen nur wahr. (...)

Richten Sie nun Ihr Gewahrsein auf die Haltung Ihres Kopfes.

Nun probieren Sie Folgendes: Für all die Zeit, in der Sie einatmen, heben Sie nun sanft und langsam Ihren Kopf ein kleines bisschen an. Für all die Zeit, die es braucht, um auszuatmen, lassen Sie ihn so langsam wie möglich in seine Ausgangsposition zurückkehren. Diese Bewegung gestalten Sie langsam, allmählich und behutsam. Nehmen Sie sich Zeit dafür, diese sanften Bewegungen mit Ihrem natürlichen Atem zu synchronisieren. (...) Sie atmen ein, heben den Kopf, Sie atmen aus und der Kopf kehrt sanft in seine Ausgangsposition zurück. Dies praktizieren Sie für ein paar Atemzüge. (...) (...) (...) (...)

Nun ruhen Sie sich davon aus und spüren nach. (...) (...) (...) Es mag sein, dass sich Ihr Kopf nun leichter oder schwerer anfühlt, es mag sein, dass Sie eine winzig kleine Bewegung in Ihrem Kopf während Ihrer Ein- und Ausatmung wahrnehmen und so bemerken, wie die Übung nachwirkt. (...) So kann es sein, dass sich alles ganz neutral anfühlt. Oder vielleicht hat sich auch ein Entspannungsgefühl bereits im ganzen Körper ausgebreitet. (...) Vielleicht verspüren Sie auch den Impuls, vom Stuhl hinab in die Horizontale gleiten zu wollen. (...) Das ist dann ein sicheres Zeichen dafür, dass Sie diesen Tageszähmer nun in aller Ruhe beenden können und seine Wirkung mit in Ihren Alltag nehmen. (...) Wenn Sie die Augen geschlossen hatten, öffnen Sie sie nun behutsam. (...) Lassen Sie Ihren Blick noch einen Moment gesenkt, damit Inneres und Äußeres sich wieder sanft miteinander verbinden. Vielleicht möchten Sie sich auch kräftig dehnen und strecken, um erfrischt und klar wieder Ihrem Tag zu begegnen.

Übung: Das Daumenkissen – Variante Tageszähmer[2]

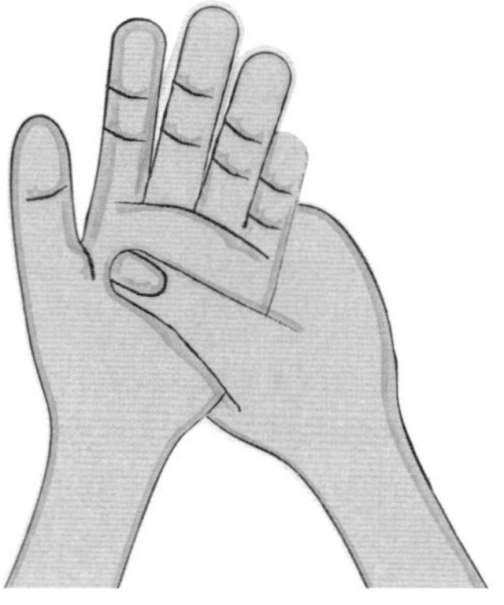

Setzen Sie sich bitte bequem auf einen Stuhl. Beide Füße haben dabei guten Kontakt mit dem Boden. Legen Sie beide Hände in den Schoß und drehen Sie die Handflächen nach oben. Sie können diese Übung auch mit einem Kissen unterstützen, das Sie unter Ihre Hände legen. (...) Legen Sie die Hände so zusammen, dass der Handrücken der oberen Hand in der Handfläche der unteren Hand liegt. Spüren Sie nach, was Ihnen angenehmer erscheint, die rechte Hand in der linken zum Liegen zu bringen oder vielleicht lieber andersherum. (...) Wenn Sie mögen, schließen Sie die Augen und beobachten Sie. Was spüren Sie, wenn Sie ganz sanft einatmen? Was empfinden Sie, wenn Sie sanft ausatmen? Nun, wenn sich das für Sie angenehm anfühlt, legen Sie den Daumen Ihrer unteren Hand in die Handfläche der Hand, die oben liegt. (...) Forschen Sie, wo der empfindsamste Punkt in Ihrer Handfläche ist. (...) Sie werden eine leichte Mulde etwa in der Mitte ihrer Handfläche finden. Alles ist richtig, wenn es sich für Sie so anfühlt. (...) Suchen Sie ein angenehmes Bett für ihren Daumen in Ihrer oberen Handfläche. (...)

Wenn Sie die Augen noch nicht geschlossen haben, können Sie sich dazu nun entschließen, dies zu tun. Oder sie schauen einen Punkt in etwa einem Meter Entfernung vor sich auf dem Boden an. Den Kopf halten Sie dabei leicht geneigt.

---

2 Eine Audio-Version dieser Übung (MP3-Datei) finden Sie unter ↗ https://www.junfermann.de/titel/wege-in-den-erholsamen-schlaf/878

Sie richten Ihre Aufmerksamkeit wieder in die Hände. (...) Und während Sie diese Empfindungen spüren, lassen Sie Ihre Atmung weich und leicht fließen (...) (...) (...) und spüren Sie den Kontakt des Daumens mit Ihrer Handfläche. Vielleicht bemerken sie etwas Kühles oder Warmes, vielleicht eine neutrale oder eine andere Temperatur. (...) Nur wahrnehmen und in die Hände hineinspüren. (...) Mag sein, Sie fühlen ein Pulsieren oder Kribbeln oder eine andere sich ausbreitende Empfindung in Ihren Händen. Vielleicht bemerken Sie auch eine andere körperliche Empfindung. Selbst wenn Sie nichts weiter wahrnehmen, ist das in Ordnung. Währenddessen nehmen Sie sich Zeit für jeden Atemzug. (...)

Atmen Sie ganz sanft, leicht, einfach, in aller Ruhe. Kommen Sie so in Kontakt mit Ihrem Atem, ohne ihn anders haben zu wollen. (...) Nehmen Sie sich Zeit dafür. (...) (...) (...) (...) (...) (...) (...) Bei der nächsten Ausatmung beginnen Sie dann ganz sanft und leicht, kaum spürbar Ihren Daumen in sein Daumenkissen im Mittelpunkt Ihrer Handfläche zu drücken. (...) Diese Bewegung ist so klein und sanft, dass Sie von außen betrachtet nicht sichtbar ist. Drücken Sie so sanft, (...) kaum spürbar. (...) solange die Ausatmung andauert. Während der ganzen Zeit der Ausatmung drücken.

Und erlauben Sie sich jegliche Pause während Ihrer Atmung, die auftauchen möchte. (...) Dann, bei der nächsten Einatmung, lösen Sie den Daumen wieder und lassen sanft den Druck auf die Handfläche los. Der Daumen hat dabei weiter Kontakt zur Handfläche. Während der ganzen Zeit der Einatmung lösen Sie sanft den Druck. Sie atmen natürlich, sanft, einfach mit aller Ruhe und Hingabe und spüren den natürlichen Atemfluss. (...) Wiederholen Sie das Drücken und Loslassen mehrere Male und synchronisieren Sie das mit Ihrem natürlichen Atemrhythmus. (...) Solange Sie brauchen, um auszuatmen, solange brauchen Sie auch, um Ihren Daumen in sein Daumenkissen zu betten. (...)

Solange Sie brauchen, um einzuatmen, so lange nehmen Sie sich auch die Zeit, um den Daumen sanft von der Handfläche zu lösen. (...) Und vielleicht merken Sie: Wenn Sie während der Dauer der Ausatmung den Daumen leicht in die Handfläche drücken, wird die Stelle, wo der Daumen aufliegt, etwas komprimiert.

Wenn Sie einatmen und den Druck sanft zurücknehmen, fühlen Sie vielleicht, wie sich die Handfläche in diesem Bereich allmählich wieder ausdehnt. (...) Und wenn Ihre Gedanken abschweifen, kehren Sie einfach wieder zur Beobachtung der kleinen Bewegungen Ihres Daumens in seinem Daumenkissen zurück. (...) Tausendmal abschweifen, tausendmal zur Übung zurückkehren. (...) Lassen Sie den Atem sanft, weich, leicht und einfach fließen. (...) Im eigenen Rhythmus (...) und synchronisieren Sie das Drücken und Loslassen mit Ihrer Atmung. Nehmen Sie sich etwa eine Minute Zeit dafür. Gleich wird meine Stimme Sie weiter begleiten. *(Eine Minute Stille)*

Guuut.

Nun gönnen Sie auch Ihrem Daumen diese angenehme Ruhe. Lassen Sie die Hände ineinander liegen und spüren Sie dem Entspannungsgefühl nach. (...) (...) (...) (...) (...) Mag sein, dass sich das Entspannungsgefühl längst weiter auf den restlichen Körper ausgebreitet hat.

Während Sie ganz leicht, einfach und sanft ein- und ausatmen. Machen Sie eine kleine Pause und spüren Sie dem Entspannungsgefühl nach. *(Eine Minute Stille)*

Guuut.

Lenken Sie die Aufmerksamkeit wieder auf die Hände. (…) Und während Sie diese Empfindungen spüren, lassen Sie Ihre Atmung weich und leicht fließen. (…) (…) (…) Spüren Sie den Kontakt des Daumens mit Ihrer Handfläche. Vielleicht bemerken Sie etwas Kühles oder Warmes, vielleicht eine neutrale oder eine andere Temperatur. (…) Nur wahrnehmen und hineinspüren. (…) Mag sein, Sie fühlen ein Pulsieren oder Kribbeln oder eine andere sich ausbreitende Empfindung. Vielleicht bemerken Sie auch eine andere körperliche Empfindung, die Sie verspüren. Selbst wenn Sie nichts weiter wahrnehmen, ist das wie immer in Ordnung, da dies ebenfalls eine Empfindung ist. Währenddessen nehmen Sie sich Zeit für jeden Atemzug. (…)

Atmen Sie ganz sanft, leicht, einfach mit aller Ruhe. Kommen Sie so in Kontakt mit Ihrem natürlichen Atem, lassen Sie ihn fließen, so wie er jetzt in diesem Moment ist. (…). Nehmen Sie sich Zeit dafür. Für jede Einatmung und jede Ausatmung. (…) (…) (…) (…) (…) (…) (…). Beginnen Sie nun ganz sanft und leicht, kaum spürbar, Ihren Daumen in sein Daumenkissen im Mittelpunkt ihrer Handfläche zu drücken. (…) Diese Bewegung geschieht nun jedoch nur in Ihrer Vorstellung und wird nicht tatsächlich ausgeführt. Sie drücken und lassen los (…), nur in Ihrer Vorstellung. Drücken Sie so sanft, (…) nur in ihrer Vorstellung, den Daumen in die Handfläche (…), solange die Ausatmung andauert. Während der ganzen Zeit der Ausatmung vorgestellt drücken. Und erlauben Sie sich während Ihrer Atmung auch jetzt jegliche Pause, die auftauchen möchte. (…) Dann, bei der nächsten Einatmung, lösen Sie den Daumen in Ihrer Vorstellung wieder und lassen sanft den Druck auf die Handfläche los – nur in der Vorstellung. Der Daumen liegt dabei weiter sanft in der Handfläche. Während der ganzen Zeit der Einatmung den Druck in der Vorstellung sanft lösen. Sie atmen natürlich, sanft, einfach mit aller Ruhe und spüren den natürlichen Atemfluss. (…)

Wiederholen Sie das vorgestellte Drücken und Loslassen mehrere Male und synchronisieren Sie das mit ihrem natürlichen Atemrhythmus. (…) Solange Sie brauchen, um auszuatmen, so lange brauchen Sie auch, um Ihren Daumen in der Vorstellung in sein Daumenkissen zu betten. (…) Solange Sie brauchen, um einzuatmen, so lange nehmen Sie sich auch die Zeit, um den Daumen in der Vorstellung sanft von der Handfläche zu lösen. (…)

Und wenn Ihre Gedanken abschweifen, kehren Sie einfach wieder zu den kleinen vorgestellten Bewegungen Ihres Daumens in seinem Daumenkissen zurück. (…) (…) (…) (…) (…) (…) Synchronisieren Sie das vorgestellte Drücken und Loslassen mit Ihrer Atmung. Nehmen Sie sich Zeit dafür. (…) (…) (…) (…) (…) (…) (…)

Nun lassen Sie die Hände ineinander liegen und spüren dem Entspannungsgefühl nach. Nur nachspüren, ausruhen! (…) (…) (…) (…) (…) Wie fühlen sich nun die Hände an? Größer? Kleiner? Gibt es ein Kribbeln oder Pulsieren? Und wie ist es mit der Temperatur?

Und auch hier hat sich möglicherweise das Entspannungsgefühl längst auf andere Bereiche des Körpers ausgebreitet. Sie können nun diesem Entspannungsgefühl folgen und sich diese angenehme Entspannung oder Schläfrigkeit ausbreiten lassen. (…) (…) (…)

Wenn Sie die Übung abschließen möchten, bereiten Sie sich in Ihrer gewohnten Art und Weise darauf vor, dies zu tun. Öffnen Sie behutsam die Augen, senken Sie einen Moment noch den Blick zum Boden, damit Inneres und Äußeres sich wieder sanft miteinander verbinden.

Übung: Der sanfte Händedruck

Vorbereitung: Der geheime Handschlag

Setzen Sie sich bitte bequem auf einen Stuhl. Beide Füße stehen parallel nebeneinander und haben guten Kontakt zum Boden. Legen Sie beide Hände in den Schoß und umgreifen Sie den Daumen einer Hand mit der anderen Hand, so, als wollten Sie einen Fahrradlenker umfassen. (…) Sie haben so Ihren Daumen behutsam umschlossen. Vermeiden Sie dabei jegliche Kraftanstrengung. Strecken Sie den Zeigefinger der Hand, die den Daumen umschlossen hält, nun nach vorne. Die Finger der anderen Hand umschließen den Zeigefinger sanft. – Voilà, das ist der geheime Handschlag.

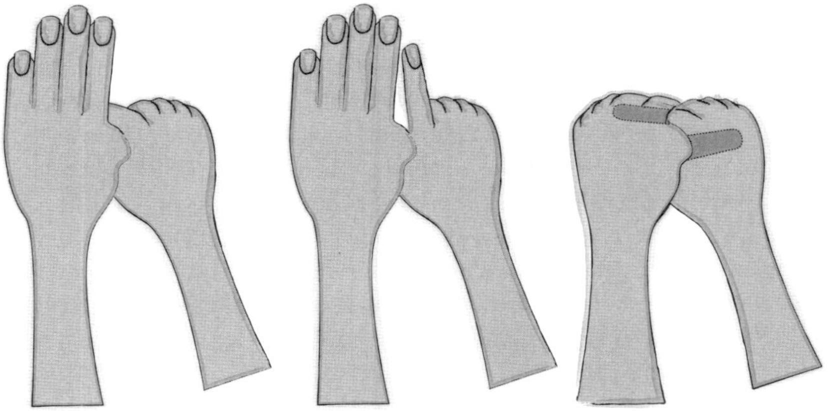

Ablauf: Der sanfte Händedruck

Der geheime Handschlag (s. o.) ist die Ausganspositionfür diese Sounder-Sleep-Übung. Bitte nehmen Sie diese Position jetzt mit Ihren Händen ein.

Sie können diese Übung auch mit einem Kissen unterstützen, das Sie unter Ihre Hände legen. (…) (…). Wenn Sie mögen, schließen Sie die Augen und beobachten Sie. Was spüren Sie, wenn Sie ganz sanft einatmen? Was empfinden Sie, wenn Sie sanft ausatmen? Einfach wahrnehmen, ohne zu werten. (…)

Wenn Sie die Augen noch nicht geschlossen haben, können Sie sich nun entschließen, dies zu tun. Oder Sie schauen auf einen Punkt auf dem Boden. Wenn Sie mögen, praktizieren Sie den sanften Blick. Das heißt, Sie schauen ca. einen Meter vor sich auf den Fußboden und stellen die Augen auf „Weichzeichner", so, als wollten Sie durch den Fußboden hindurch in das untere Stockwerk oder in den Keller schauen. (...) (...) (...)

Atmen Sie ganz sanft, leicht und einfach mit aller Ruhe. Nehmen Sie sich dafür etwas Zeit. Kommen Sie so in Kontakt mit Ihrem natürlichen Atem. (...) Lassen Sie ihn fließen, so wie er jetzt in diesem Moment ist. (...). Sie nehmen sich alle Zeit (...) für jede Einatmung und alle Zeit (...) für jede Ausatmung. (...) (...) (...)

Kommen Sie mit Ihrer Aufmerksamkeit nun wieder in die Hände (...). Und während Sie diese Empfindungen spüren, lassen Sie Ihre Atmung weich und leicht fließen (...) (...) (...), und spüren Sie den Kontakt des Daumens mit der Hand, die ihn umschließt. Spüren Sie auch den Kontakt mit der Hand, die den Zeigefinger umschließt. Vielleicht bemerken Sie etwas Kühles oder Warmes, vielleicht eine neutrale oder eine andere Temperatur (...). Nur wahrnehmen und in die Hände hineinspüren (...). Mag sein, Sie fühlen ein Pulsieren oder Kribbeln oder eine andere sich ausbreitende Empfindung in Ihren Händen. (...) (...) (...) Vielleicht bemerken Sie auch eine andere körperliche Empfindung, die Sie persönlich verspüren. Selbst wenn Sie nichts weiter wahrnehmen, ist das in Ordnung. Währenddessen nehmen Sie sich Zeit für jeden Atemzug. (...) (...) (...) (...)

Atmen Sie ganz sanft, leicht, einfach in aller Ruhe. Kommen Sie so in Kontakt mit Ihrem Atem, ohne ihn anders haben zu wollen. (...) Nehmen Sie sich dafür Zeit. (...) (...) (...) (...) (...) (...) (...) Bei der nächsten Ausatmung beginnen Sie dann ganz sanft und leicht, kaum spürbar, Ihren Daumen mit der Hand, die ihn umschließt, sanft zu drücken. (...) Diese Bewegung ist so klein und sanft, dass sie von außen betrachtet nicht sichtbar ist. Drücken Sie so sanft (...), kaum spürbar (...), solange die Ausatmung andauert. Während der gesamten Zeit der Ausatmung drücken. Und während Sie atmen, erlauben Sie sich jegliche Pause, die auftauchen möchte. (...) Dann, bei der nächsten Einatmung, lösen Sie den Kontakt zum Daumen wieder und lassen sanft den Druck auf ihn los. Die Hand, die den Daumen umschließt, hat dabei weiter Kontakt zu ihm. Während der gesamten Zeit der Einatmung lösen Sie sanft den Druck. (...) Sie atmen natürlich, sanft, einfach, mit aller Ruhe und Hingabe und spüren den natürlichen Atemfluss. (...) (...) (...) (...)

Wiederholen Sie das sanfte Drücken und Loslassen mehrere Male und synchronisieren Sie das mit Ihrem Atemrhythmus. (...) Solange Sie brauchen, um auszuatmen, so lange brauchen Sie auch, um Ihren Daumen sanft mit Ihrer Hand zu drücken. (...) Solange Sie brauchen, um einzuatmen, so lange nehmen Sie sich auch die Zeit, um Ihre Hand vom Daumen sanft zu lösen. (...) Und wenn Sie während der Dauer der Ausatmung den Daumen leicht drücken, dann bemerken Sie vielleicht, dass die Handinnenfläche der drückenden Hand sanft in Kontakt mit dem Daumen kommt. (...) (...) Wenn Sie einatmen und den Druck behutsam zurücknehmen, fühlen Sie vielleicht, wie sich die Handfläche in diesem Bereich allmählich wieder etwas Raum nimmt. (...) Und wenn Ihre Gedanken abschweifen, kehren Sie einfach wieder zur Beobachtung der kleinen Bewegungen um Ihren Daumen herum zurück. (...) Tausendmal abschweifen, tausendmal zur Übung zurückkehren. (...) (...) Lassen Sie den Atem sanft, weich, leicht und einfach fließen. (...) Im eigenen Rhythmus (...), und synchronisieren Sie das Drücken und Loslassen mit Ihrer Atmung. Nehmen Sie sich Zeit dafür. *(30 Sekunden Stille)*

Nun gönnen Sie sich die angenehme Ruhe des Nichtstuns und lassen Sie die Hände so ineinander liegen, und spüren Sie dem Entspannungsgefühl nach. (...) (...) (...) (...) (...) Mag sein, dass sich das Entspannungsgefühl längst weiter auf den restlichen Körper ausgebreitet hat, während Sie ganz leicht, einfach und sanft ein- und ausatmen. Machen Sie eine kleine Pause und spüren Sie dem Entspannungsgefühl nach. *(30 Sekunden Stille)*

Guuut.

Lenken Sie die Aufmerksamkeit wieder auf die Hände. (...) Und während Sie diese Empfindungen spüren, lassen Sie Ihre Atmung weich und leicht fließen. (...) (...) (...) Spüren Sie den Kontakt der Hand mit Ihrem Daumen. Vielleicht bemerken Sie etwas Kühles oder Warmes, vielleicht eine neutrale oder eine andere Temperatur. (...) Nur wahrnehmen und hineinspüren. (...) Mag sein, Sie fühlen ein Pulsieren oder Kribbeln oder eine andere sich ausbreitende Empfindung. Vielleicht bemerken Sie auch eine andere körperliche Empfindung, die Sie individuell verspüren. Selbst wenn Sie nichts weiter wahrnehmen, ist das wie immer in Ordnung, denn auch nichts zu spüren ist eine Empfindung. Währenddessen nehmen Sie sich Zeit für jeden Atemzug. (...) (...) (...)

Atmen Sie ganz sanft, leicht, einfach, in aller Ruhe. Kommen Sie in Kontakt mit Ihrem natürlichen Atem. Lassen Sie ihn fließen, so wie er jetzt in diesem Moment ist. (...) Nehmen Sie sich Zeit dafür. Für jede Einatmung und jede Ausatmung. (...) (...) (...) (...) (...) (...) (...) Beginnen Sie nun ganz sanft und leicht, kaum spürbar, Ihren Daumen wieder sanft zu drücken. (...) Für diese Bewegung verringern Sie den Druck etwa um die Hälfte. Sie drücken und lassen los (...), nur halb so intensiv. Drücken Sie so sanft (...) den Daumen mit der ihn umschließenden Hand (...), solange die Ausatmung andauert. Und erlauben Sie sich auch jetzt jegliche Pause, die, während Sie atmen, auftauchen möchte. (...) Dann, bei der nächsten Einatmung, lösen Sie wieder den Griff um Ihren Daumen und lassen behutsam los. Der Daumen ist dabei sanft von der Hand umschlossen. Während der gesamten Zeit der Einatmung sanft lösen. Sie atmen natürlich, sanft, einfach, mit aller Ruhe und spüren den natürlichen Atemfluss. (...) Synchronisieren Sie diese Minibewegung mit Ihrer Atmung und tun Sie das für die nächsten Atemzyklen. (...) (...) (...)

Gönnen Sie sich nun eine Pause von den kleinen Bewegungen. (...) (...) Ruhen Sie sich davon aus und achten Sie dabei auf alle Zeichen von Wohlbehagen, die sich vielleicht jetzt schon in Ihrem Körper ausbreiten. Ruhen Sie aus und fühlen Sie die Auswirkung Ihres Tuns. (...) *(30 Sekunden Stille)*

Guuut.

Atmen Sie ganz sanft, leicht, einfach, mit aller Ruhe. Kommen Sie so in Kontakt mit Ihrem natürlichen Atem, lassen Sie ihn fließen, so wie er jetzt in diesem Moment ist. (...) Nehmen Sie sich Zeit dafür. Für jede Einatmung und jede Ausatmung. (...) (...) (...) (...) (...) (...) (...) Beginnen Sie nun ganz sanft und leicht, kaum spürbar, Ihren Daumen wieder sanft zu drücken. (...) Diese Bewegung geschieht nun jedoch nur in Ihrer Vorstellung und wird nicht tatsächlich ausgeführt. Sie drücken und lassen los (...), nur in Ihrer Vorstellung. Drücken Sie so sanft (...), nur in Ihrer Vorstellung, den Daumen durch die ihn umschließende Hand (...), solange die Ausatmung andauert. Während der gesamten Zeit der Ausatmung vorgestellt drücken. Und erlauben Sie sich auch jetzt jegliche Pause, die, während Sie atmen, auftauchen möchte. (...) Dann, bei der nächsten Einatmung, lösen Sie in Ihrer Vorstellung wieder den Griff um Ihren Daumen und lassen sanft den Druck los – nur in der Vorstellung. Der Daumen ist dabei sanft von der Hand umschlossen. Während der gesamten Zeit der Einatmung den Druck in der Vorstellung sanft lösen. Sie atmen natürlich, sanft, einfach, mit aller Ruhe und spüren den natürlichen Atemfluss. (...) (...) (...)

Wiederholen Sie das vorgestellte Drücken und Loslassen mehrere Male und synchronisieren Sie das mit ihrem Atemrhythmus. (...) Solange Sie brauchen, um auszuatmen, so lange brauchen Sie auch, um Ihren Daumen in der Vorstellung sanft zu drücken. (...) Solange Sie brauchen, um einzuatmen, so lange nehmen Sie sich auch die Zeit, um die Handfläche vom Daumen in der Vorstellung sanft zu lösen. (...)

Und wenn Ihre Gedanken abschweifen, kehren Sie einfach wieder zu den kleinen vorgestellten Bewegungen zurück. (...) (...) (...) (...) (...) (...) Synchronisieren Sie das vorgestellte Drücken und Loslassen mit Ihrer Atmung. Nehmen Sie sich Zeit dafür. (...) (...) (...) (...) (...) (...) (...) Nun lassen Sie die Hände ineinander liegen und spüren dem Entspannungsgefühl nach. Nur nachspüren, ausruhen! (...) (...) (...) (...) (...) Wie fühlen sich nun die Hände an? Größer? Kleiner? Gibt es ein Kribbeln oder Pulsieren? Und wie ist es mit der Temperatur? (...) (...) (...)

Und auch hier hat sich möglicherweise das Entspannungsgefühl längst auf andere Bereiche des Körpers ausgebreitet. Sie können nun diesem Entspannungsgefühl folgen. (...) (...) (...)

Wählen Sie, ob Sie in diesem Zustand weiter sanft und wohlig verweilen oder ob Sie die Übung nun abschießen möchten.

Die soeben beschriebene Übung kann noch in zwei weiteren Varianten praktiziert werden:

Variante 1: Eine weitere Möglichkeit, mit dem sanften Händedruck den Tag zu zähmen, besteht darin, anstelle des Daumens den umfassten Zeigefinger zu drücken. Das gilt für alle drei Durchgänge (einschließlich der Pausen): Zeigefinger drücken (1), Zeigefinger mit der Hälfte des Druckes komprimieren (2) und Zeigefinger lediglich in der Vorstellung drücken (3).

Variante 2: Genussvoll wird von einigen Menschen auch diese Variante empfunden: Ihrem natürlichen Atemrhythmus folgend, drücken Sie zunächst für die Dauer der Ausatmung Ihren Daumen und lösen für die Dauer der Einatmung diesen Druck. Bei der nächsten Ausatmung wechseln Sie zum Zeigefinger und drücken diesen sanft und vorsichtig, um dann für die gesamte Zeit der nächsten Einatmung diesen Druck zu lösen. Danach folgt mit der nächsten Ausatmung wieder der Druck auf den Daumen ... So wechseln Sie jeweils mit der Ausatmung sanft vom Daumen zum Zeigefinger und vom Zeigefinger wiederum zum Daumen. Auch hier können Sie alle drei Durchgänge (einschließlich der Pausen) praktizieren: Drücken (1), mit der Hälfte des Druckes komprimieren (2) und in der Vorstellung drücken (3).

Übung: Die Friedensbewegung

Setzen Sie sich auf einen Stuhl und sorgen Sie für einen komfortablen, aufrechten Sitz. Stellen Sie Ihre Füße nebeneinander. Wenn Sie mögen, können Sie auch Ihre Schuhe ausziehen. Wenn es Ihnen möglich ist, sitzen Sie mit aufrechter Haltung auf der vorderen Hälfte des Stuhls. Sollte dies nicht angenehm für Sie sein, so suchen Sie mit dem Rücken Halt an der Stuhllehne. Nehmen Sie eine würdevolle Haltung ein und machen Sie es sich dabei so bequem wie möglich. (...) (...)

Nehmen Sie sich einen Moment Zeit, in dieser Haltung anzukommen. (...) Vielleicht möchten Sie die Augen schließen, um sich gleich leichter wahrnehmen zu können. Spüren Sie, wie Ihre Fußsohlen Kontakt mit dem Boden haben. Wie die rechte Fußsohle Kontakt zum Boden hat und wie die linke Fußsohle den Boden berührt. (...)

Wie hat sich Ihr Gesäß auf der Sitzfläche des Stuhls eingerichtet? (...) Ist Ihr Gewicht auf beide Gesäßhälften gleichmäßig verteilt? (...) Wie ist es mit Ihren Schultern? (...) Haben Sie vielleicht das Bedürfnis, die Schultern ein klein wenig nach hinten und nach unten zu ziehen? Oder sie entspannt sinken zu lassen?! (...) Vielleicht möchten Sie auch Ihr Gesicht etwas mehr entspannen. Die Wangen, die Lippen oder die Partie um die Augen ein wenig weicher werden lassen? (...) (...) (...)

Und was ist mit Ihren Händen? Fühlen sie sich eher warm oder kalt an? Oder erleben Sie sie als völlig neutral?! (...)

Verbinden Sie Ihre Hände nun zur Handposition des geheimen Handschlags (siehe Seite 57). Das heißt, Sie legen beide Hände, mit den Handflächen nach unten, in den Schoß und umgreifen den Daumen einer Hand mit der anderen Hand, so als wollten Sie einen Fahrradlenker umfassen. (...) Sie halten so Ihren Daumen behutsam umschlossen. (...) Strecken Sie nun den Zeigefinger der Hand, die den Daumen umschlossen hält, nach vorne aus, so als wollten Sie auf etwas zeigen. Die vier Finger der anderen Hand umschließen den Zeigefinger sanft. (...) Erkunden Sie die Empfindungen in Ihren Händen. Vielleicht ist dort ein Kribbeln, Pulsieren, Wärme oder Kälte wahrzunehmen. Vielleicht fühlen sich die Hände eher schwer oder leicht an. Vielleicht fühlt sich die eine anders an als die andere Hand. Und vielleicht gibt es auch eine völlig andere Erlebnisqualität in Ihren Händen, als die gerade angebotenen. (...) Nehmen Sie all das in einer freundlichen Willkommenshaltung wahr. Aber vielleicht spüren Sie auch gar nichts. Auch das ist eine Empfindung. Lassen Sie alle Sensationen in Ihren Handgelenken, in Ihren Armen und Schultern in Ihr Gewahrsein treten. (...) (...)

In diesem Gewahrsein sitzen Sie und lassen Ihre Atmung weich, leicht und einfach sein. Erfreuen Sie sich an Ihrer natürlichen Atmung, der Sie damit Raum geben, und genießen Sie jeden einzelnen Atemzug.

Sie atmen ganz langsam und sanft ein. Während Sie das tun, kippen Sie allmählich die Handgelenke Richtung Bauchdecke, sodass sich Ihre Handknöchel leicht aufwärts bewegen und sich die Handrücken Ihrem Rumpf entgegenneigen. Für all die Zeit der Ausatmung entspannen sich die Handgelenke und bewegen sich allmählich in die Ausgangsposition zurück. Hier erlauben Sie Ihren Händen, sich im Schoß auszuruhen. (...) Während all dieser Zeit bleiben die Handgelenke und Unterarme mit Ihrem Schoß verbunden. Wenn Sie einatmen, biegen sich die Handgelenke sehr sanft und Ihre Handknöchel drehen sich ein wenig auf. Wenn Sie ausatmen, entspannen sich Ihre Handgelenke allmählich in Ihren Schoß. (...) (...)

Führen Sie diese sanften Minibewegungen leicht und einfach aus, so, dass Sie sie gerade in Ihren Handgelenken spüren können. Für unsere Zwecke sind diese kleinen, kaum spürbaren Bewegungen effektiver als große kraftvolle. Wiederholen Sie dies für einige Zeit. Sie atmen ein, die Handgelenke treiben auf, Sie atmen aus und Ihre Handgelenke entspannen. (...) (...)

Synchronisieren Sie Ihre Bewegungen mit Ihrer Atmung. Das bedeutet, während all der Zeit, die es braucht, um sanft einzuatmen, drehen die Handgelenke allmählich in Richtung Rumpf. Und während all der Zeit, die es braucht, um auszuatmen, sinken sie allmählich Richtung Schoß. Von außen ist diese Minibewegung kaum sichtbar. Praktizieren Sie dies für einige Atemzyklen in Ihrem eigenen Atemrhythmus.“ *(30 Sekunden Stille)*

Guuut. (...)

Nun, ruhen Sie sich davon aus. Halten Sie weiterhin Ihre Hände verbunden. Ruhen Sie aus und bemerken Sie, was Sie da gerade getan haben. Ihren Atem lassen Sie dabei weich, leicht und einfach, in seinem natürlichen Atemfluss geschehen. (...) (...) Dabei merken Sie vielleicht die kleinen Pausen zwischen Ihren Atemzügen. In diesen kleinen Pausen, dann, wenn Ihre Atmung sozusagen „leer“ ist, lassen Sie Ihren Geist ganz still werden. Der nächste Atemzug kommt ganz von allein, in seiner eigenen Zeit.

Vielleicht nehmen Sie auch in Ihren Fingern und Händen das Gefühl von Wärme, ein Pulsieren oder ein Ausstrahlen angenehmer Empfindungen wahr. (...) So kann sich dieses angenehme Gefühl über die Hände, die Handgelenke, Ihre Ellenbogen, die Schultern, den Nacken, Ihr Gesicht, den Brustkorb, den Bauch und über Ihren Rücken in den gesamten Körper ausbreiten. Sie sitzen einfach nur da und ruhen sich aus. *(30 Sekunden Stille)*

Guuut. (...)

Vorhin haben Sie Folgendes getan: Jedes Mal, wenn Sie eingeatmet haben, haben Sie Ihre Handgelenke Richtung Bauchdecke bewegt, sodass Ihre Handknöchel leicht aufwärts trieben und sich die Handrücken Ihrem Rumpf entgegenneigten. Während Sie ausgeatmet haben, haben sich Ihre Handgelenke entspannt und sich allmählich in die Grundposition zurückbewegt. Dabei blieben Handgelenke und Unterarme immer mit Ihrem Schoß verbunden. Probieren Sie es nun bitte einmal, diese Bewegung erneut auszuführen, aber um die Hälfte verkleinert.

Wenn Sie einatmen, biegen sich die Handgelenke sehr sanft und Ihre Handknöchel drehen sich ein wenig auf, nur mit der Hälfte der Bewegungsintensität. (…) Wenn Sie ausatmen, entspannen sich Ihre Handgelenke genauso fein justiert in Ihren Schoß. (…) Führen Sie diese sanften Minibewegungen leicht und einfach aus, so, dass Sie sie kaum noch in Ihren Handgelenken wahrnehmen können. (…)

Wiederholen Sie dies für einige Zeit. Sie atmen ein, die Handgelenke treiben so minimal auf, Sie atmen aus und Ihre Handgelenke entspannen. (…)

Synchronisieren Sie diese „Mini-Mini-Bewegungen" mit Ihrer Atmung. Für all die Zeit, die es braucht, um sanft einzuatmen, drehen die Handgelenke allmählich in Richtung Rumpf, und für all die Zeit, die es braucht, um auszuatmen, sinken sie in den Schoß zurück. Lassen Sie Ihre Atmung frei, leicht und einfach sein. (…) (…) (…) (…)

Praktizieren Sie dies für einige Atemzyklen. (…) (…) (…)

Guuut. (…)

Nun gönnen Sie sich eine kleine Pause. Lassen Sie Ihre Hände in dieser Position und achten Sie auf alle Anzeichen von Wohlbehagen, die sich in Ihrem Körper ausbreiten. Ruhen Sie aus und genießen Sie diese angenehmen Empfindungen. Sie atmen weich, leicht und einfach ein und aus. *(30 Sekunden Stille)*

Guuut. (…)

Probieren Sie nun Folgendes: Stellen Sie sich jetzt die gerade praktizierten „Mini-Mini-Bewegungen" nur vor. Das heißt, Sie praktizieren „das sanfte Beugen der Handgelenke" nur gedanklich.

Wenn Sie einatmen, stellen Sie sich lediglich vor, dass Sie Ihre Handgelenke sehr sanft Richtung Bauchdecke aufdrehen. Wenn Sie ausatmen, stellen Sie sich vor, dass Sie die Handgelenke in Richtung Schoß entspannen. Ihre Erfahrung von gerade eben wird Sie darin unterstützen. (…) (…) Bleiben Sie bei dieser vorgestellten Handlung für einige Atemzüge. Die Atmung fließt weich, leicht und einfach und jedes Mal, wenn Sie einatmen, treiben Ihre Handgelenke in Ihrer Vorstellung auf. Und für all die Zeit, die es braucht, um auszuatmen, sinken Ihre Handgelenke in Ihrer Vorstellung zurück in den Schoß. (…) (…) (…)

Wiederholen Sie dies für einige Zeit. Sie atmen ein, die Handgelenke treiben gedanklich minimal auf, Sie atmen aus und Ihre Handgelenke entspannen gedanklich.

Synchronisieren Sie diese vorgestellten „Mini-Mini-Bewegungen" mit Ihrer Atmung. Für all die Zeit, die es braucht, um sanft einzuatmen, drehen die Handgelenke in Ihrer Vorstellung allmählich in Richtung Rumpf. Und für all die Zeit, die es braucht, um auszuatmen, sinken sie in den Schoß zurück. Lassen Sie Ihre Atmung frei, leicht und einfach sein.

Praktizieren Sie dies für einige Atemzüge. *(30 Sekunden Stille)*

Guuut. (...)

Nun ist es wieder Zeit, sich auszuruhen. (...) (...) (...) Genießen Sie so die Ruhe, die Sie selbst geschaffen haben. (...) (...) (...) Nehmen Sie all die selbst geschaffenen angenehmen Empfindungen in Ihr Gewahrsein und stellen sich ganz allmählich darauf ein, diesen Tageszähmer sanft abzuschließen. Dazu lenken Sie Ihre Aufmerksamkeit noch einmal in Ihre Hände (...) und lösen diese mit der größtmöglichen Langsamkeit voneinander. Gaaanz sanft und langsam! (...) (...) (...)

Dehnen und strecken Sie Ihre Arme und Beine. Öffnen Sie Ihre Augen, wenn Sie diese geschlossen hatten, und kommen Sie frisch und klar in die Außenwelt zurück.

Übung: Der Tagfalter

Vorbemerkung: Den Tagfalter können Sie entweder im Stehen oder im Sitzen praktizieren. Probieren Sie zunächst beides aus.

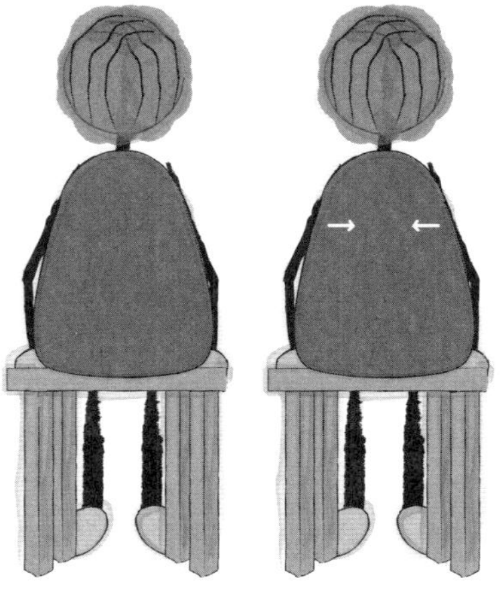

Begeben Sie sich in einen **aufrechten Stand**. Die Füße stehen parallel. Das Gewicht ist gleichmäßig auf beide Fußsohlen verteilt. (...) Ihre Knie sind leicht gebeugt, die Wirbelsäule ist gerade, entspannt und aufgerichtet. (...) Die Arme ruhen bequem an den Seiten, Hals und Kopf haben eine angenehme, würdevolle Position. (...) Die Atmung fließt weich, einfach, leicht in aller Ruhe. (...) Nehmen Sie sich Zeit für jeden einzelnen Atemzug. (...) Sie können die Augen jetzt oder später schließen oder Sie schauen auf einen Punkt in etwa einem Meter Entfernung vor sich auf den Boden. Ihren Kopf halten Sie dabei leicht geneigt. (...)

Wenn Sie diese Übung **im Sitzen** durchführen möchten, nehmen Sie folgende Haltung ein: Ihre Füße stehen nebeneinander auf dem Fußboden, Sie sitzen auf der vorderen Hälfte des Stuhls. Ihr Gewicht ist gleichmäßig auf beide Sitzbeinhöcker verteilt. Ihre Wirbelsäule ist gerade, entspannt und aufgerichtet. Hals und Kopf haben eine würdevolle Position. Die Arme ruhen bequem an den Seiten. Die Hände ruhen mit den Handflächen nach unten auf den Oberschenkeln, die rechte Hand auf dem rechten Oberschenkel, die linke Hand auf dem linken Oberschenkel.

Wenn Sie sich entschieden haben, fahren Sie wie folgt fort:

Ablauf:

Atmen Sie ganz sanft, leicht, einfach und in aller Ruhe. Kommen Sie in Kontakt mit Ihrem Atem, ohne ihn anders haben zu wollen. Nehmen Sie sich Ihre persönliche Zeit dafür. (...) (...) (...)

Richten Sie nun Ihre Aufmerksamkeit auf Ihr rechtes Schulterblatt. (...) Werden Sie sich Ihres rechten Schulterblatts gewahr. Es mag sein, dass Sie dort ein Kribbeln, etwas Kühles, Warmes oder ein Pulsieren bemerken, oder irgendeine Empfindung, für die nur Sie gerade Worte finden. Wenn Sie gleich ganz in Ihrem eigenen Tempo einatmen, lassen Sie Ihr rechtes Schulterblatt sanft in Richtung Wirbelsäule nach hinten und gleichzeitig nach unten gleiten. (...) (...) Sie atmen weich, einfach und leicht und nehmen wahr. Während der Zeit, die Sie einatmen, weitet sich ihr Brustkorb und ihr rechtes Schulterblatt bewegt sich ein klein wenig in Richtung Wirbelsäule. (...) (...) (...)

Und während der Zeit, die Sie ausatmen, kehrt das Schulterblatt wieder in die Ausgangsposition zurück. (...) (...) (...) Synchronisieren Sie Atem und Bewegung. (...) (...) (...) (...)

Atmen Sie sanft, einfach leicht und unterstützen Sie beim Einatmen Ihr Schulterblatt mit einer sanften, kleinen Bewegung. Lassen Sie das Schulterblatt ganz sanft in Richtung Wirbelsäule gleiten. Gestalten Sie die Bewegung sehr, sehr sanft. (...) Während Sie ausatmen, lassen Sie ihr rechtes Schulterblatt in die Ausgangsposition zurückkehren. Praktizieren Sie diesen Ablauf für einige Atemzyklen.

Nun ruhen Sie sich aus. (...) (...) (...)

Atmen Sie weich, einfach in aller Ruhe.

Wenn Sie sich nun ausgeruht haben, bewegen Sie Ihr rechtes Schulterblatt wieder ein klein wenig in Richtung Wirbelsäule. Diesmal lassen Sie die Bewegung um etwa die Hälfte des Bewegungsradius kleiner werden. (...) Sie atmen in Ihrer Zeit ein, (...) führen währenddessen wieder diese sanfte kleine Bewegung (...) aus (...) und während Sie ausatmen, kehren die

Schulterblätter in die Ausgangsposition zurück. Sie hängen diese sanfte Bewegung also an Ihre Ein- und Ausatmung. Sie atmen ein, breiten sanft Ihren rechten „Flügel" aus und genauso sanft bewegt sich Ihr Schulterblatt in die Ausgangsposition zurück. Weich, einfach und leicht atmen Sie Ihren eigenen Atem. (...) Weich, einfach, leicht (...) und in aller Ruhe führen Sie auch die Bewegungen aus. *(30 Sekunden Stille)*

Lassen Sie die Bewegung nun sanft ausklingen und gönnen Sie sich eine Pause. (...) (...)

Sanftes Nichtstun ...

In aller Ruhe atmen Sie ihren eigenen Lebensatem. (...)

(...) (...) (...) (...) (...) (...)

Nach der Pause richten Sie Ihre Aufmerksamkeit wieder auf Ihr rechtes Schulterblatt und führen, während Sie einatmen, ganz sanft eine noch kleinere Bewegung des Schulterblatts in Richtung Wirbelsäule aus. Mit der nächsten Ausatmung sinkt Ihr Schulterblatt sanft in die Ausgangsposition zurück. (...) Sie führen diese Bewegung aber nicht wirklich aus, sondern sie geschieht nur in Ihrer Vorstellung. Atem und Bewegung werden zu einer gedachten parallelen Handlung, die Sie über einige Atemzyklen genussvoll ausführen. (...) Beim Einatmen lassen Sie die Idee einer sanften, kleinen Bewegung Ihres Schulterblatts entstehen, Sie führen diese Bewegung aber nicht wirklich aus. Und genauso verfahren Sie auch beim Ausatmen. Synchron mit Ihrem Atem ergibt sich eine gedachte Bewegung. (...)

Genießen Sie diese mentale Übung über einige Atemzyklen. (...) *(30 Sekunden Stille)*

Lassen Sie die Übung, sanft ausklingen und gönnen Sie sich abermals eine kleine Pause. (...) *(20 Sekunden Stille)*

Richten Sie nun Ihre Aufmerksamkeit auf Ihr linkes Schulterblatt. (...) Werden Sie sich Ihres linken Schulterblatts gewahr. (...) Seien Sie aufmerksam und nehmen Sie dort alle Empfindungen mit einer freundlichen Haltung wahr. (...) Wenn Sie dann in Ihrem eigenen Tempo einatmen, lassen Sie Ihr linkes Schulterblatt sanft in Richtung Wirbelsäule nach hinten und zugleich nach unten gleiten. Atem und Bewegung werden zu einer parallel ablaufenden Handlung. (...)

(...) Sie atmen weich, einfach und leicht (...) und nehmen wahr. Während Sie einatmen, weitet sich ihr Brustkorb und Ihr linkes Schulterblatt bewegt sich ein klein wenig in Richtung Wirbelsäule. (...) Und während Sie ausatmen, kehrt das Schulterblatt in die Ausgangsposition zurück. (...)

Atmen Sie sanft, einfach und leicht und unterstützen Sie während der gesamten Zeit der Einatmung Ihr Schulterblatt mit einer sanften, kleinen Bewegung und lassen das Schulterblatt sanft in Richtung Wirbelsäule gleiten. (...) Gestalten Sie die Bewegung sehr, sehr sanft. (...) Und für die Zeit, die Ihre Ausatmung andauert, lassen Sie Ihr linkes Schulterblatt in die Ausgangsposition zurückkehren. Praktizieren Sie diesen Ablauf für einige Atemzüge. (...) *(30 Sekunden Stille)*

Dann ruhen Sie sich aus. (...) (...) (...) *(20 Sekunden Stille)*

Atmen Sie weich, einfach in aller Ruhe. (...)

Wenn Sie sich nun ausgeruht haben, bewegen Sie Ihr linkes Schulterblatt wieder ein klein wenig in Richtung Wirbelsäule. Diesmal lassen Sie die Bewegung wieder um etwa die Hälfte des Bewegungsradius kleiner werden. Sie atmen in Ihrer Zeit ein und führen währenddessen wieder diese sanfte kleine Bewegung aus. (...) Während Sie ausatmen, kehrt das Schulterblatt in die Ausgangsposition zurück. Mit der Zeit wird es für Sie immer leichter, die sanfte Bewegung an Ihre Ein- und Ausatmung zu hängen. Sie atmen ein, breiten sanft Ihren linken „Flügel" aus und genauso sanft bewegt sich Ihr Schulterblatt in die Ausgangsposition zurück. Weich, einfach und leicht atmen Sie in Ihrem eigenen Atemrhythmus. Weich, einfach, leicht. In aller Ruhe. In aller Ruhe führen Sie auch diese kleine, sanfte Bewegung aus. *(30 Sekunden Stille)*

Lassen Sie die Bewegung sanft ausklingen und gönnen Sie sich eine Pause. (20 Sekunden Stille)

Lassen Sie Ihren Atem kommen und gehen. (...) (...) (...) (...) (...) (...)

Wenn Sie sich nun etwas ausgeruht haben, richten Sie Ihre Aufmerksamkeit wieder auf Ihr linkes Schulterblatt und führen, während Sie einatmen, ganz sanft eine noch kleinere Bewegung des Schulterblatts in Richtung Wirbelsäule aus. Mit der nächsten Ausatmung sinkt Ihr Schulterblatt sanft in die Ausgangsposition zurück. Sie ahnen es sicher schon: Sie führen diese Handlung (...) nicht wirklich aus, sondern Sie tun das nur in Ihrer Vorstellung. Atem und Bewegung werden wieder zu einer gedachten parallelen Handlung, die Sie über einige Atemzyklen ausführen. In der Zeit, die Sie zum Einatmen brauchen, lassen Sie die Idee einer sanften, kleinen Bewegung Ihres Schulterblatts entstehen und führen Sie diese Bewegung in Ihrer Vorstellung aus. Und genauso machen Sie es, während Sie ausatmen. Es ergibt sich wieder die vertraute gedachte, parallel verlaufende Handlung von Atem und Bewegung ...

Genießen Sie diese Übung für einige Atemzüge. (...) *(30 Sekunden Stille)*

(...) (...) (...)

Lassen Sie die Übung, sanft ausklingen und gönnen sich abermals eine Pause. *(20 Sekunden Stille)*

Spüren Sie nun nach, wie sich die Übung bei Ihnen auswirkt. Konzentrieren Sie sich auf Ihr rechtes und Ihr linkes Schulterblatt. Werden Sie sich Ihrer beiden Schulterblätter gewahr. Begrüßen Sie alle Empfindungen mit einer wohlwollenden Haltung. Wenn Sie sanft in Ihrem Tempo einatmen, lassen Sie auch in Ihrer Zeit Ihre Schulterblätter sanft in Richtung Wirbelsäule nach hinten und zugleich nach unten gleiten. (...)

Sie atmen weich, einfach und leicht und nehmen wahr: Während Sie einatmen, weitet sich Ihr Brustkorb und Ihre Schulterblätter bewegen sich ein klein wenig in Richtung Wirbelsäule.

Und während Sie ausatmen, kehren die Schulterblätter wieder in die Ausgangsposition zurück. (...)

Atmen Sie sanft, einfach und leicht und unterstützen Sie beim Einatmen Ihre Schulterblätter mit einer sanften, kleinen Bewegung. Lassen Sie Ihre Schulterblätter sanft in Richtung Wirbelsäule gleiten. Gestalten Sie diese Bewegung sehr, sehr weich.

(...) Beim Ausatmen lassen Sie ihr rechtes und linkes Schulterblatt in die Ausgangsposition zurückkehren. Praktizieren Sie diesen Ablauf für einige Atemzyklen. (...) (...)

Dann ruhen Sie sich aus und gönnen sich eine Pause. (...) (...) (...)

Ihr Atmen fließt weich, leicht und einfach, in aller Ruhe. (...)

(...) (...) (...)

Wenn Sie sich nun ausgeruht haben, bewegen Sie beide Schulterblätter wieder ein klein wenig in Richtung Wirbelsäule. Diesmal lassen Sie die Bewegung wieder kleiner werden, reduzieren Sie den Bewegungsradius um etwa ein Drittel. Sie atmen in Ihrem Tempo ein und führen währenddessen wieder diese sanfte kleine Bewegung aus. Beim Ausatmen gleiten die Schulterblätter in die Ausgangsposition zurück. Hängen Sie diese sanften Bewegungen an Ihre Ein- und Ausatmung. Sie atmen ein, breiten sanfte Ihre „Flügel" aus und genauso sanft bewegen sich Ihre Schulterblätter auch wieder in die Ausgangsposition zurück. Weich, einfach und leicht atmen Sie in Ihrem eigenen Atemrhythmus. Weich, einfach und leicht, in aller Ruhe erfolgen auch die Bewegungen, die Sie ausführen. *(30 Sekunden Stille)*

Lassen Sie die Bewegungen sanft ausklingen und gönnen Sie sich eine Pause. Genießen Sie die Auswirkung Ihres Tuns. *(20 Sekunden Stille)*

In aller Ruhe atmen. Genießen Sie Ihren natürlichen Atemfluss.

(...) (...) (...)

Wenn Sie sich ausgeruht haben, richten Sie Ihre Aufmerksamkeit abermals auf Ihre Schulterblätter und führen während der Einatmung wieder sanft eine noch kleinere Bewegung der Schulterblätter in Richtung Wirbelsäule aus. Mit der nächsten Ausatmung sinken Ihre Schulterblätter sanft in die Ausgangsposition zurück. Sie führen diese Handlung nur in Ihrer Vorstellung aus. Ihre Erfahrung wird Sie darin unterstützen. Atem und Bewegung werden wieder zu einer gedachten gleichzeitigen Handlung, die Sie für einige Atemzüge ausführen. Während Sie einatmen, lassen Sie die Idee einer sanften, kleinen Bewegung Ihrer Schulterblätter entstehen, die Sie nur in Ihrer Vorstellung ausführen. Genauso verfahren Sie auch beim Ausatmen. Sie lassen das Zurückgleiten der Schulterblätter sanft in Ihrer Vorstellung geschehen.

Genießen Sie dies für einige Atemzüge. *(30 Sekunden Stille)*

Lassen Sie die Übung nun allmählich sanft ausklingen und gönnen sich abermals eine Pause. *(20 Sekunden Stille)*

Bereiten Sie sich langsam darauf vor, diese Übung nun abzuschließen. (...) Beenden Sie Ihr Tun in aller Ruhe. Machen Sie das in Ihrer gewohnten Weise. (...) Öffnen Sie behutsam Ihre Augen, lassen Sie Ihren Blick noch einen Moment gesenkt, so können Inneres und Äußeres sich wieder sanft miteinander verbinden.

5.3 Nachtzähmer

Übung: Das Atemsurfen[3]

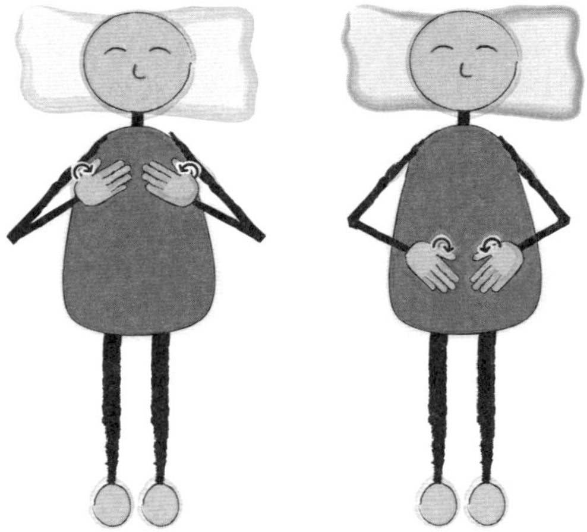

Atemsurfen, auf der Welle des Atems dem Schlaf entgegengleiten. Suchen Sie sich dazu einen Ort, an dem Sie ungestört sind und gut ausruhen können. Nehmen Sie sich eine Matte oder eine Decke, auf die Sie sich legen können.

Legen Sie sich nun auf den Rücken. Machen Sie es sich so bequem wie möglich. Gestalten Sie alles so, dass es ganz stimmig für Sie ist. Stützen Sie Ihren Kopf mit einem Kissen und decken Sie sich mit einer Decke zu. Vielleicht möchten Sie Ihren Rücken entlasten. Dafür kann es hilfreich sein, sich eine zusammengerollte Decke oder ein großes, zusammengerolltes Handtuch unter die Kniekehlen zu legen. (...) (...) (...)

Nun liegen Sie einfach nur da. (...) Lassen Sie Ihren Atem erst einmal ankommen. (...) Lassen Sie Ihren Atem weich, leicht und einfach sein. Dabei nehmen Sie sich alle Zeit für jeden Atemzug. Für das Ein- und für das Ausatmen. Lassen Sie die Atmung einfach geschehen, ohne sie anders haben zu wollen. (...) (...) (...)

Lassen Sie Ihre Atmung leicht, weich und einfach fließen. (...) Legen Sie Ihre Hände mit den Handflächen nach unten auf den oberen Bereich Ihrer Brust. Die linke Hand liegt auf der linken Seite Ihres Brustkorbs, etwas seitlich Ihres Brustbeins, die rechte Hand auf der rechten Seite Ihres Brustkorbs, ebenfalls etwas seitlich Ihres Brustbeins. Ihre Hände berühren sich dabei nicht. Wenn Ihnen diese Position nicht zusagt, können Sie Ihre Hände auch auf den

3 Eine Audio-Version dieser Übung (MP3-Datei) finden Sie unter ↗ https://www.junfermann.de/titel/wege-in-den-erholsamen-schlaf/878

unteren Atmungsraum legen, so wie Sie es aus der Übung „Die natürliche Atmung befreien" (Seite 47) kennen. Dann folgen Sie den Anweisungen einfach weiter und Sie werden die gleichen angenehmen Erfahrungen machen können.

Um die Wahrnehmung zu vertiefen, können Sie die Augen jetzt oder später schließen. Ihre Hände liegen entspannt auf dem oberen Atmungsraum. Beobachten Sie die Bewegungen Ihrer Atmung. Vielleicht merken Sie, wie jedes Mal, wenn Sie einatmen, sich Ihr Brustkorb hebt, und jedes Mal, wenn Sie ausatmen, sich Ihr Brustkorb wieder senkt. (...) Und jedes Mal, wenn Sie einatmen und sich Ihr Brustkorb hebt, heben sich auch Ihre Hände. Jedes Mal, wenn Sie sanft ausatmen, sich Ihr Brustkorb senkt, sinken auch Ihre Hände. (...)

Ihre Hände unterstützen Sie dabei, die Atembewegungen im oberen Atmungsraum genau zu erspüren. Sie atmen ein, Ihr Brustkorb hebt sich und dehnt sich aus und Ihre Hände heben sich mit dem Brustkorb. Sie atmen aus und Ihr Brustkorb sinkt und entspannt sich und Ihre Hände sinken mit dem Brustkorb. (...) Nun nehmen Sie die Daumen in Ihre Aufmerksamkeit, wie sie dort auf dem oberen Atmungsraum liegen. Nur die beiden Daumen, den rechten Daumen und den linken Daumen. (...) Achten Sie auf den kleinen Bereich um die Daumen, dort wo sie auf Ihrem Brustkorb aufliegen. Dabei fahren Sie mit der Beobachtung Ihrer Atembewegungen fort. Und Sie merken, wie jedes Mal, wenn Sie einatmen, sich die Stellen, wo Ihre Daumen aufliegen, etwas ausdehnen. (...) Dabei werden Ihre Daumen ein wenig mit angehoben. Jedes Mal, wenn Sie ausatmen, sinken die Stellen Ihres Brustkorbs, wo Ihre Daumen liegen, und Ihre Daumen sinken mit Ihnen. (...) Erlauben Sie dabei Ihrer Atmung, ganz frei, leicht und einfach zu sein. Beobachten Sie weiter mithilfe Ihrer Daumen die Bewegungen Ihrer Atmung. (...) Nur beobachten. (...) (...) (...) (...)

Jedes Mal, wenn Sie weich einatmen und sich Ihr Brustkorb hebt, heben Sie behutsam und ganz langsam beide Daumen ein wenig an. Gerade so viel, dass der Kontakt mit dem Brustkorb unterbrochen wird. Während Sie weich ausatmen, lassen Sie Ihre Daumen ganz allmählich wieder sinken, bis diese vollständig wieder auf Ihrem Brustkorb aufliegen. (...) Sie atmen ganz weich, leicht und in aller Ruhe und wiederholen diese Minibewegungen einige Male und synchronisieren sie mit Ihrem sanften Atemfluss. (...) In der Zeit, die es braucht, um sanft einzuatmen, heben Sie sanft und kaum bemerkbar die Daumen. (...) Und die Zeit, die es braucht, um sanft auszuatmen, braucht es auch, bis die Daumen wieder sanft auf dem Brustkorb zu liegen kommen. (...) Synchronisieren Sie die Bewegung Ihrer Daumen mit dem behutsamen Heben und Senken Ihrer Atmung. (...) In aller Ruhe nehmen Sie sich Zeit für die Einatmung und für die Ausatmung. (...) Und in aller Ruhe nehmen Sie sich Zeit für jede Bewegung. Gönnen Sie sich nun eine Pause von den kleinen Bewegungen.

Ruhen Sie sich aus, und achten Sie dabei auf die Anzeichen von Wohlbehagen, die sich vielleicht jetzt schon in Ihrem Körper ausbreiten. Vielleicht möchten Sie dazu Ihre Hände auf dem Brustkorb liegen lassen oder sie woanders hinlegen. Ruhen Sie aus, fühlen Sie die Auswirkungen Ihres Tuns. *(30 Sekunden Stille)*

Guuut.

Lassen Sie uns nun mit dem Atemsurfen weitermachen. Legen Sie dazu Ihre Hände wieder auf den oberen Atmungsraum. Legen Sie Ihre Hände mit den Handflächen nach unten auf Ihre Brust. (...) Die linke Hand liegt auf der linken Seite Ihres Brustkorbs, etwas seitlich Ihres Brustbeins, die rechte Hand auf der rechten Seite Ihres Brustkorbs, ebenfalls etwas seitlich Ihres Brustbeins. (...) Richten Sie Ihre Aufmerksamkeit auf Ihre beiden Daumen und auf die kleinen Bereiche, wo Ihre Daumen den Brustkorb berühren. Atmen Sie sanft ein, Ihr Brustkorb hebt sich und dehnt sich aus und Ihre Daumen werden mit angehoben. Atmen Sie sanft aus, Ihr Brustkorb sinkt und entspannt sich und Ihre Daumen sinken mit dem Brustkorb. (...) (...) (...) (...) (...)

Vorhin haben Sie Folgendes getan: Jedes Mal, wenn Sie weich eingeatmet haben und sich Ihr Brustkorb gehoben hat, haben Sie Ihre beiden Daumen behutsam und allmählich gehoben. Gerade so viel, dass der Kontakt mit dem Brustkorb unterbrochen war. Während Sie weich ausgeatmet haben, haben Sie Ihre Daumen ganz sanft und allmählich wieder sinken lassen, bis diese wieder vollständig auf Ihrem Brustkorb zu liegen kamen.

Nun machen Sie es wieder so, doch statt die Daumen tatsächlich zu heben, lassen Sie sie nur ein wenig leichter werden. (...) Sie beginnen die Minibewegung, als wollten Sie die Daumen hochheben. Aber diese Bewegung ist so minimal, so sanft und so synchron mit dem Heben Ihres Brustkorbs, dass der Kontakt Ihrer Daumen zu Ihrem Brustkorb überhaupt nicht unterbrochen wird. Ihre Daumen werden einfach nur ein wenig leichter. (...) Wenn Sie sanft ausatmen und Ihr Brustkorb sinkt, entspannen Sie ebenfalls Ihre Daumen und erlauben ihnen, sanft mit dem Brustkorb zu sinken. Diese Bewegung wiederholen Sie ein paarmal. Sie atmen ein, lassen Ihre Daumen leichter werden. Sie atmen aus und entspannen die Daumen, wobei die Bewegung so klein ist, dass sie von außen kaum sichtbar ist. (...) Nehmen Sie sich Zeit für jeden Atemzug. Atmen Sie weich, leicht und in aller Ruhe. Synchronisieren Sie die sanften Minibewegungen mit Ihrem natürlichen Atemfluss. In aller Ruhe nehmen Sie sich all die Zeit, die Sie für die Einatmung und für die Ausatmung brauchen. (...) Und in aller Ruhe nehmen Sie sich die Zeit, die Sie brauchen, für jede Bewegung. (...) (...) (...) (...) Nun ruhen Sie sich sanft davon aus und achten dabei auf all die angenehmen Empfindungen, die Sie in Ihrem Körper jetzt wahrnehmen können. Ruhen Sie aus, fühlen Sie die Wirkung Ihres Tuns. Genießen Sie die Ruhe, die Sie selbst geschaffen haben. Ruhen Sie aus. *(30 Sekunden Stille)*

Guuut.

Nun machen wir weiter mit dem Atemsurfen. Sie können es dafür nutzen, um noch mehr zu entspannen und noch tiefer zu sinken, indem Sie sich die Bewegungen Ihrer Daumen nur vorstellen. (...) Legen Sie dazu Ihre Hände wieder auf den oberen Atmungsraum. (...) Sie stellen sich einfach nur vor, wie Sie mit jedem Einatmen die Daumen anheben und bei jedem Ausatmen die Daumen wieder sinken lassen. Sie machen keine absichtlichen Bewegungen, sondern Sie stellen sich die Bewegungen der Daumen nur vor. (...) (...) (...)

Jedes Mal, wenn Sie weich einatmen und sich Ihr Brustkorb hebt, heben Sie Ihre beiden Daumen behutsam und allmählich nur in Ihrer Vorstellung. Während Sie weich und langsam ausatmen, lassen Sie Ihre Daumen ebenfalls in der Vorstellung ganz sanft und allmählich wieder sinken, bis diese vollständig auf Ihrem Brustkorb liegen. (...) Sie führen die Minibewegung nur in der Vorstellung aus.

Diese Bewegung wiederholen Sie ein paarmal. Sie atmen ein, stellen sich vor, dass Ihre Daumen leichter werden, Sie atmen aus und stellen sich vor, dass die Daumen sanft auf dem Brustkorb landen. (...) Nehmen Sie sich Zeit für jeden Atemzug. Atmen Sie weich, leicht und in aller Ruhe. Synchronisieren Sie die sanften vorgestellten Minibewegungen mit Ihrem natürlichen Atemfluss. In aller Ruhe nehmen Sie sich all die Zeit, die Sie brauchen, für die Einatmung, und Sie nehmen sich all die Zeit, die Sie brauchen, für jede Ausatmung. (...) Und in aller Ruhe nehmen Sie sich die Zeit, die Sie brauchen, für jede vorgestellte Bewegung. (...) (...) (...)

Nun ruhen Sie sich sanft davon aus, und achten Sie dabei auf all die angenehmen Empfindungen, die Sie in Ihrem Körper jetzt wahrnehmen können. (...) (...) (...) Ruhen Sie aus, fühlen Sie die Wirkung Ihres Tuns. Genießen Sie die Ruhe, die Sie selbst geschaffen haben. *(30 Sekunden Stille)*

Guuut.

Wählen Sie, ob Sie in diesem angenehmen Zustand weiter sanft und wohlig verweilen möchten oder ob Sie die Übung nun abschließen wollen.

Übung: Das Daumenkissen – Variante Nachtzähmer

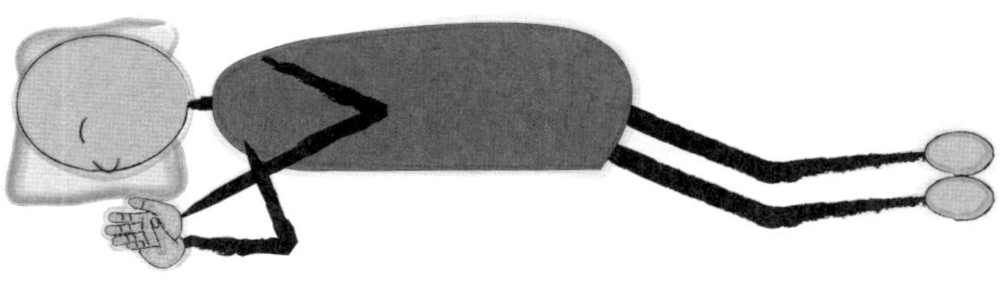

Die Nachtzähmer werden im Liegen praktiziert. Legen Sie sich bequem auf eine Unterlage, auf der Sie gut eine Zeit lang liegen können. Drehen Sie sich auf die Seite. Wählen Sie die Seite, die Ihnen momentan am angenehmsten erscheint. Winkeln Sie den Arm, auf dem Sie liegen, etwas an, sodass Ihr Handrücken auf der Unterlage etwa in Kopf- bis Brusthöhe zu liegen kommt. Eine Winkelung des Arms zwischen 45 bis 90 Grad wird in der Regel als angenehm empfunden. Nun schieben Sie die andere Hand unter die Hand, die bereits auf der Unterlage liegt, und suchen Sie für Ihren Daumen eine bequeme Position in der Handfläche. Die Handrücken beider Hände haben nun Kontakt zur Unterlage.

Machen Sie es sich in dieser Haltung so bequem wie möglich. Vielleicht finden Sie es noch angenehmer, sich auf die andere Körperseite zu legen. Probieren Sie es aus. (...) (...) (...)

Wenn nun alles ganz stimmig für Sie ist, richten Sie Ihre Aufmerksamkeit wieder in beide Hände. (...) Dabei lassen Sie Ihre Atmung weich und leicht fließen (...) (...) (...) und spüren Sie dem Kontakt des Daumens mit Ihrer Handfläche nach. Vielleicht bemerken Sie Kühle oder Wärme, vielleicht eine neutrale Temperatur. (...) Nur wahrnehmen und in die Hände hineinspüren. (...) Mag sein, Sie fühlen ein Pulsieren oder Kribbeln oder eine andere sich ausbreitende Empfindung in Ihren Händen. Selbst wenn Sie nichts weiter wahrnehmen, ist das in Ordnung. Währenddessen nehmen Sie sich Zeit für jeden Atemzug. (...)

Atmen Sie ganz sanft, leicht und einfach mit aller Ruhe. Kommen Sie so in Kontakt mit Ihrem Atem, ohne ihn anders haben zu wollen (...), als er gerade ist. Nehmen Sie sich Zeit dafür. (...) (...) (...) (...) (...) (...) (...). Bei der nächsten Ausatmung beginnen Sie, sanft, leicht und kaum spürbar Ihren Daumen in sein Daumenkissen im Mittelpunkt Ihrer Handfläche zu drücken. (...) Diese Bewegung ist so klein und sanft, dass Sie von außen betrachtet nicht sichtbar ist. Drücken Sie so sanft, (...) kaum spürbar, (...) solange die Ausatmung andauert. Während der ganzen Zeit der Ausatmung drücken.

Und erlauben Sie sich während Ihrer Atmung jegliche Pause, die auftauchen möchte (...). Dann, bei der nächsten Einatmung, lösen Sie den Daumen wieder und lassen sanft den Druck auf die Handfläche los. Der Daumen hat dabei weiter Kontakt zur Handfläche. Für die Dauer der Einatmung lösen Sie sanft den Druck. Sie atmen ganz natürlich, sanft und einfach mit aller Ruhe und Hingabe und spüren den natürlichen Atemfluss. (...)

Wiederholen Sie das Drücken und Loslassen mehrere Male und synchronisieren Sie es mit Ihrem natürlichen Atemrhythmus. (...) Solange Sie brauchen, um auszuatmen, so lange brauchen Sie auch, um Ihren Daumen in sein Daumenkissen zu betten. (...)

Solange Sie brauchen, um einzuatmen, so lange nehmen Sie sich auch die Zeit, um den Daumen sanft von der Handfläche zu lösen. (...) Und vielleicht bemerken Sie: Wenn Sie während der Dauer der Ausatmung den Daumen leicht in die Handfläche drücken, wird die Stelle, wo der Daumen aufliegt, etwas komprimiert. Wenn Sie einatmen und den Druck sanft zurücknehmen, fühlen Sie vielleicht, wie sich die Handfläche in diesem Bereich allmählich wieder ausdehnt. (...) Und wenn Ihre Gedanken abschweifen, kehren Sie einfach wieder zur Beobachtung der kleinen Bewegungen Ihres Daumens in der Handfläche zurück. (...) (...) Lassen Sie den Atem sanft, weich, leicht und einfach fließen. (...) Im eigenen Rhythmus, (...) und synchronisieren Sie das Drücken und Loslassen mit Ihrer Atmung. Nehmen Sie sich Zeit dafür, bis meine Stimme Sie weiter begleiten wird. *(Eine Minute Stille)*

Guuut.

„Nun gönnen Sie auch Ihrem Daumen diese angenehme Ruhe. Lassen Sie die Hände ineinander liegen und spüren Sie dem Entspannungsgefühl nach. (...) (...) (...) (...) (...) Mag sein, dass sich das Entspannungsgefühl längst weiter auf den restlichen Körper ausgebreitet hat.

Während Sie ganz leicht, einfach und sanft ein- und ausatmen. Machen Sie eine kleine Pause und spüren Sie dem Entspannungsgefühl nach. *(Eine Minute Stille)*

Guuut.

Lenken Sie die Aufmerksamkeit wieder auf die Hände. (...) Und während Sie diese Empfindungen spüren, lassen Sie Ihre Atmung weich und leicht fließen. (...) (...) (...) Spüren Sie den Kontakt des Daumens mit Ihrer Handfläche. Vielleicht bemerken Sie Kühle oder Wärme, vielleicht eine neutrale oder eine andere Temperatur. (...) Nur wahrnehmen und hineinspüren. (...) Mag sein, Sie fühlen ein Pulsieren oder Kribbeln oder eine andere sich ausbreitende Empfindung. Vielleicht bemerken Sie auch eine andere körperliche Empfindung. Auch wenn Sie nichts weiter wahrnehmen, ist das in Ordnung. Währenddessen nehmen Sie sich Zeit für jeden Atemzug. (...)

Atmen Sie ganz sanft, leicht, einfach mit aller Ruhe. Kommen Sie so in Kontakt mit Ihrem natürlichen Atem, lassen Sie ihn fließen, so wie er jetzt in diesem Moment ist. (...) Nehmen Sie sich Zeit dafür. Für jede Ein- und jede Ausatmung. (...) (...) (...) (...) (...) (...) (...) Beginnen Sie nun ganz sanft und leicht, kaum spürbar, Ihren Daumen in die Mitte Ihrer Handfläche zu drücken. (...) Diese Bewegung geschieht nun jedoch nur in Ihrer Vorstellung und wird nicht tatsächlich ausgeführt. Sie drücken und lassen los (...), nur in Ihrer Vorstellung.

Drücken Sie so sanft, (...) nur in Ihrer Vorstellung, den Daumen in die Handfläche (...), solange die Ausatmung andauert. Während der ganzen Zeit der Ausatmung vorgestellt drücken. Und erlauben Sie sich auch jetzt während Ihrer Atmung jegliche Pause, die auftauchen möchte. (...) Dann, bei der nächsten Einatmung, lösen Sie den Daumen in Ihrer Vorstellung wieder und lassen sanft den Druck auf die Handfläche los – nur in der Vorstellung. Der Daumen liegt dabei weiter sanft in der Handfläche. Während der ganzen Zeit der Einatmung den Druck in der Vorstellung sanft lösen. Sie atmen natürlich, sanft, einfach mit aller Ruhe und spüren den natürlichen Atemfluss. (...)

Wiederholen Sie das vorgestellte Drücken und Loslassen mehrere Male, und synchronisieren Sie es mit Ihrem natürlichen Atemrhythmus. (...) Solange Sie brauchen, um auszuatmen, so lange brauchen Sie auch, um Ihren Daumen in der Vorstellung in die Handfläche zu betten. (...) Solange Sie brauchen, um einzuatmen, so lange nehmen Sie sich auch die Zeit, um den Daumen in Ihrer Vorstellung sanft von der Handfläche zu lösen. (...)

Und wenn Ihre Gedanken abschweifen, kehren Sie einfach wieder zur Beobachtung der kleinen vorgestellten Bewegungen Ihres Daumens in seinem Daumenkissen zurück. (...) (...) (...) (...) (...) (...) Synchronisieren Sie das vorgestellte Drücken und Loslassen mit Ihrer Atmung. Nehmen Sie sich Zeit dafür. (...) (...) (...) (...) (...) (...) (...)

Nun lassen Sie die Hände ineinander liegen und spüren dem Entspannungsgefühl nach. Nur nachspüren, ausruhen! (...) (...) (...) (...) (...) Wie fühlen sich nun die Hände an? Größer? Kleiner? Gibt es ein Kribbeln oder Pulsieren? Und wie ist es mit der Temperatur?

Und auch hier hat sich möglicherweise das Entspannungsgefühl auf andere Bereiche des Körpers ausgebreitet. Sie können nun diesem Entspannungsgefühl folgen und sich diese angenehme Entspannung oder Schläfrigkeit ausbreiten lassen. (...) (...) (...) (...) (...) (...)

Wenn Sie die Übung abschließen möchten, bereiten Sie sich in ihrer gewohnten Art und Weise darauf vor, dies zu tun. Rollen Sie sich zurück auf den Rücken, dehnen und strecken Sie sich und öffnen Sie behutsam die Augen. Kommen Sie frisch und klar zurück in den Alltag.

Übung: Die Fingerschaukel

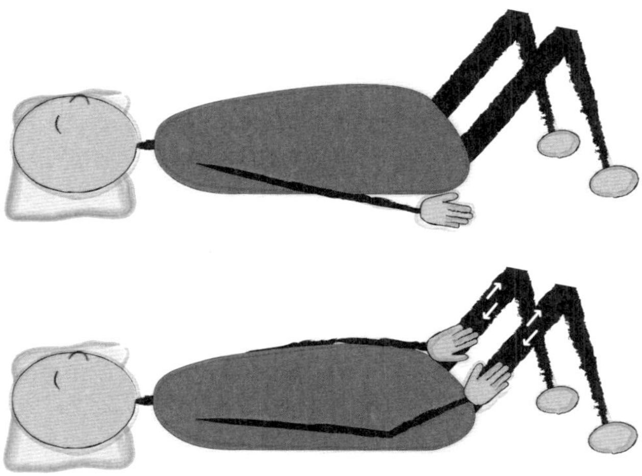

Legen Sie sich auf den Rücken. Machen Sie es sich so bequem wie möglich. Gestalten Sie alles so, dass es ganz stimmig für Sie ist. Stützen Sie Ihren Kopf mit einem Kissen und, wenn Sie mögen, decken Sie sich mit einer Decke zu. (...) Um den Rücken zu entlasten, stellen Sie Ihre Füße auf die Unterlage. Welche Anwinkelung der Knie sagt Ihnen am meisten zu? Probieren Sie es aus. (...) (...) (...)

Nun liegen Sie nur da. (...) Lassen Sie Ihren Atem erst einmal ankommen. (...) Lassen Sie ihn leicht, weich und einfach sein. Nehmen Sie sich Zeit für jeden Atemzug. (...) Für das Ein- und für das Ausatmen. Lassen Sie Ihre Atmung einfach geschehen, ohne sie anders haben zu wollen. (...) (...) Legen Sie Ihre Hände mit den Handflächen nach unten auf Ihre Oberschenkel. Die Fingerspitzen richten Sie zu den Knien aus. Die rechte Hand liegt auf dem rechten Oberschenkel, die linke Hand auf dem linken Oberschenkel. Nehmen Sie sich Zeit, um zu erforschen, in welchem Bereich zwischen Beckenbeuge und Knie Sie Ihre Hände komfortabel ablegen möchten. (...) (...) Um die Wahrnehmung zu vertiefen, können Sie die Augen jetzt oder später schließen. Ihre Hände liegen entspannt auf den Oberschenkeln. Während Sie nun weich, leicht und einfach atmen, lenken Sie Ihre Aufmerksamkeit auf Ihre Hände. (...)

Mag sein, Sie bemerken ein Kribbeln oder Pulsieren in Ihren Händen. Vielleicht fühlen Sie Wärme oder auch Kälte in Ihren Händen oder haben eine neutrale Temperaturempfindung. (...) Fühlen die Hände sich eher schwer oder leicht an? (...) Vielleicht ist da auch eine Wahrnehmung, die nur Sie registrieren. Vielleicht aber auch nichts von alledem. (...) Während Sie nun all das bemerken, nehmen Sie wieder Ihren Atem ins Gewahrsein. Während all der Zeit, die es nun braucht, um einzuatmen, seien Sie sich bewusst: „Ich atme ein." Und während all der Zeit, die es nun braucht, um auszuatmen, seien Sie sich bewusst: „Ich atme aus." (...) Während der nächsten Ausatmung nehmen Sie sich vor, dass der linke und der rechte Mittelfinger sich ein winzig kleines Stückchen in Richtung Knie bewegen, und während der nächsten Einatmung gleiten beide wieder in die Ausgangsposition zurück. Diese Bewegung ist so klein, dass sie von außen, aus der Perspektive eines angenommenen Beobachters, nicht zu bemerken wäre. (...) Jedes Mal, wenn Sie nun weich ausatmen, rutschen die Mittelfinger sanft in Richtung Knie, und jedes Mal, wenn Sie einatmen, gleiten sie wieder in die Ausgangsposition zurück. Synchronisieren Sie das sanfte Auf- und Abgleiten Ihrer Mittelfinger auf den Oberschenkeln mit Ihrer Atmung. (...) (...) Nehmen Sie sich in aller Ruhe Zeit für die Ein- und für die Ausatmung. Und in aller Ruhe nehmen Sie sich Zeit für jede Bewegung. (...) (...) (...)

Gönnen Sie sich nun eine Pause von den kleinen Bewegungen. Wenn Sie mögen, legen Sie Ihre Arme an den Seiten ab. Ruhen Sie sich davon aus und achten Sie dabei auf alle Zeichen von Wohlbehagen, die sich vielleicht jetzt schon in Ihrem Körper ausbreiten. Ruhen Sie aus und fühlen Sie die Auswirkung Ihres Tuns. (...) *(30 Sekunden Stille)*

Guuut. (...)

Lassen Sie uns jetzt mit der Fingerschaukel weitermachen. Legen Sie dazu wieder Ihre Hände in die Ausgangsposition auf Ihre Oberschenkel. Richten Sie nun Ihre Aufmerksamkeit auf die Fingerkuppen Ihrer Mittelfinger. Lassen Sie Ihren Atem sanft ein- und ausströmen. (...) Vorhin haben Sie bei jeder sanften Ausatmung Ihre Mittelfinger behutsam in Richtung Knie gleiten lassen. Bei jedem sanften Einatmen haben Sie Ihre Mittelfinger ganz sanft und allmählich wieder in Richtung Becken bewegt.

Das machen Sie genauso, nur Sie verringern nun diese Minibewegung Ihrer Mittelfinger um etwa die Hälfte. Wenn Sie weich, leicht und einfach ausatmen, lassen Sie die Mittelfinger behutsam Richtung Knie gleiten. Wenn Sie genussvoll einatmen, gleiten Sie wieder sanft in die Ausgangsposition zurück. (...) (...) (...) Stimmen Sie Atem und Bewegung fein aufeinander ab. Während der gesamten Ausatmung bewegen sich die Mittelfinger behutsam in Richtung Knie, während der gesamten Einatmung kehren Sie zur Ausgangsposition zurück. Praktizieren Sie dies einige Male ganz in Ihrem eigenen Atemrhythmus. Und in aller Ruhe nehmen Sie sich die Zeit für jede Bewegung. (...) (...) (...)

Nun ruhen Sie sich sanft davon aus und achten dabei auf all die angenehmen Empfindungen, die Sie in Ihrem Körper jetzt wahrnehmen können. Ruhen Sie aus, fühlen Sie die Wirkung Ihres Tuns. Genießen Sie die Ruhe, die Sie selbst geschaffen haben. (...) (...) Mag sein, dass Sie anfangen zu träumen, mag sein, dass Sie in einen angenehmen Zustand gleiten. Mag sein, dass Sie schläfrig daherdösen. Ruhen Sie aus. *(30 Sekunden Stille)*

Guuut. (...)

Lassen Sie uns nun mit der Fingerschaukel weitermachen. Um noch mehr zu entspannen und noch tiefer zu sinken, können Sie sich die Bewegungen Ihrer Mittelfinger nur vorstellen. Legen Sie Ihre Hände dafür wieder auf Ihre Oberschenkel. (...)

Stellen Sie sich einfach nur vor, wie sich Ihre Mittelfinger während der Ausatmung Richtung Knie schieben und wie sie während der Einatmung sanft zurück zur Beckenbeuge gleiten. Sie machen keine absichtlichen Bewegungen, sondern Sie stellen sich die Bewegungen der Mittelfinger nur vor. Die Erfahrung, die Sie zuvor gemacht haben, wird Ihnen dabei helfen. Diese vorgestellte Bewegung wiederholen Sie ein paarmal. Sie atmen aus, stellen sich vor, dass sich Ihre Mittelfinger Richtung Knie bewegen, Sie atmen ein und stellen sich vor, dass die Mittelfinger sanft wieder in Richtung Becken gleiten. (...) (...) (...) Nehmen Sie sich Zeit für jeden Atemzug. Atmen Sie weich, leicht und in aller Ruhe. Synchronisieren Sie die sanften vorgestellten Minibewegungen mit Ihrem natürlichen Atemfluss. In aller Ruhe nehmen Sie sich alle Zeit, die Sie für die Einatmung brauchen, und Sie nehmen sich all die Zeit, die Sie für jede Ausatmung brauchen. Und in aller Ruhe nehmen Sie sich für jede vorgestellte Bewegung die Zeit, die Sie brauchen. (...) (...) (...)

Nun ruhen Sie sich sanft davon aus und achten Sie auf all die angenehmen Empfindungen, die Sie in Ihrem Körper jetzt wahrnehmen können. Ruhen Sie aus. Fühlen Sie die Wirkung Ihres Tuns, genießen Sie die Ruhe, die Sie selbst geschaffen haben. Mag sein, Sie beginnen zu träumen; mag sein, Sie gleiten in einen angenehmen Zustand; mag sein, Sie dösen schläfrig dahin. Ruhen Sie aus. *(30 Sekunden Stille)*

Guuut.

Entscheiden Sie, ob Sie in diesem Zustand weiter sanft und wohlig verweilen oder ob Sie die Übung nun abschießen möchten. Wenn Sie verweilen möchten, überspringen Sie die folgenden Worte.

Denken Sie zunächst ausdrücklich: „Ich beende nun diese Übung.“ Dehnen und strecken Sie Ihre Arme und Beine, öffnen Sie Ihre Augen und kommen Sie frisch und klar in die Außenwelt zurück.

Übung: Das Öffnen der Seelentür

Vorbereitung: Für diese Übung ist es hilfreich, ein Kopfkissen, eine Decke und ein kleines Kissen bereitzuhalten.

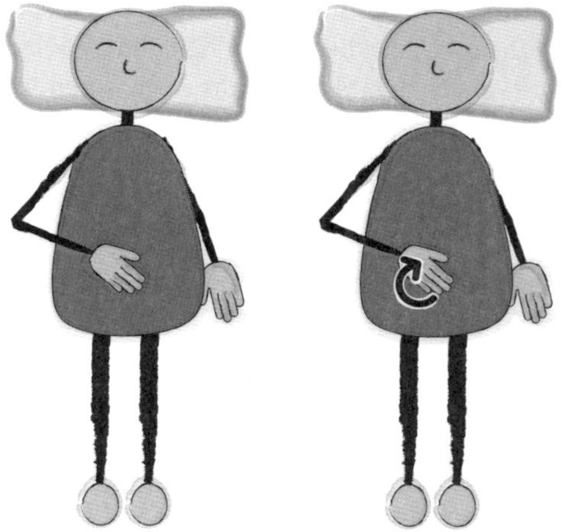

Richten Sie sich auf Ihrem Rücken ein. Sorgen Sie dafür, dass Sie bequem liegen. Unterstützen Sie Ihren Kopf mit einem Kissen und vielleicht möchten Sie sich mit der Decke zudecken. Um den Rücken zu entlasten, können Sie Ihre Füße auf die Unterlage aufstellen. Welches Maß an Anwinkelung der Knie sagt Ihnen am besten zu? Probieren Sie es aus. Gestalten Sie alles so, dass es ganz stimmig für Sie ist. (...)

Nun liegen Sie nur da. (...) Gönnen Sie sich einen Moment, um in dieser Lage anzukommen. Wenn Sie mögen, können Sie Ihre Augen jetzt oder später schließen. Welche Körperteile haben Kontakt zur Unterlage und welche Teile Ihres Körpers haben keinen? Einfach nur wahrnehmen.

Welche Position haben Ihre Fersen gefunden? (...) Die Unterschenkel, (...) Ihre Kniekehlen, (...) Ihre Oberschenkel, (...) das Gesäß, (...) Ihr unterer Rücken, (...) der mittlere Rücken, (...) der obere Rücken mit den Schultern und den Schulterblättern? (...) Ihre Oberarme, (...) die Ellenbogen, (...) Ihre Unterarme, Handgelenke und Hände? (...) Wie schmiegen sich Kopf und Hals in Ihr Kissen? (...)

Lassen Sie auch Ihren Atem ankommen. Atmen Sie ganz natürlich, weich, leicht und einfach und lassen Sie Ihre Atmung geschehen, ohne sie anders haben zu wollen. Nehmen Sie sich Zeit für jeden Atemzug. (...) Für das Ein- und für das Ausatmen. Geben Sie Ihrer natürlichen Atmung Raum. Nehmen Sie sich Zeit für ein paar ruhige Atemzüge. (30 Sekunden Stille)

Legen Sie nun eine Hand mit der Handfläche nach unten auf Ihren Bauch. Suchen Sie sich einen bequemen Platz für Ihre Hand zwischen Bauchnabel und Schambeinkante. Für mehr

Komfort können Sie den Ellenbogen dieser Hand mit dem kleinen Kissen unterstützen. Die andere Hand ruht neben Ihrem Körper. Nehmen Sie wahr, wie Ihre Hand auf dem Körper ruht. Liegen die Handfläche und die Finger plan auf oder gibt es Bereiche, die den Körper nicht berühren? (...) (...) Fühlt sich Ihre Hand leicht oder schwer, warm oder kalt an? (...) Bemerken Sie vielleicht ein Kribbeln oder Pulsieren in der Hand, die sanft auf Ihrem Bauch ruht? (...) Vielleicht ist da auch etwas, das nur Sie so empfinden. Vielleicht aber auch nichts von alledem. (...) Während Sie nun all das bemerken, nehmen Sie wieder Ihren Atem ins Gewahrsein. (...) Für all die Zeit, die es nun braucht, um einzuatmen, seien Sie sich bewusst: „Ich atme ein." Und für all die Zeit, die es nun braucht, um auszuatmen, seien Sie sich bewusst: „Ich atme aus."

(...) (...) (...) (...)

Probieren Sie nun Folgendes: Während der nächsten Einatmung entfernt sich die Hand ein klein wenig vom Bauch. Dabei bleiben aber die Handkante und die Außenkante des kleinen Fingers in Kontakt mit dem Körper. Das heißt, Ihr Daumen, Zeigefinger, Mittelfinger und Ringfinger bewegen sich zusammen sanft und langsam in einer kleinen Bewegung Richtung Zimmerdecke. Da dies alles sehr sanft und mit einem minimalen Aufwand geschieht, ist diese Bewegung kaum von außen sichtbar. Synchronisieren Sie diese Minibewegung mit Ihrer natürlichen Atmung. Das heißt, während Sie einatmen, entfernt sich der nach innen zeigende Teil Ihrer Hand von Ihrer Bauchdecke und die Handkante und der kleine Finger sind weiterhin mit der Bauchdecke verbunden. (...) (...) (...) Während Sie ausatmen, senkt sich Ihre Hand wieder sanft und allmählich auf Ihre Bauchdecke zurück. (...) (...) (...)

Nehmen Sie sich in aller Ruhe Zeit für Ihre Ein- und Ausatmung. Und in aller Ruhe nehmen Sie sich Zeit für jede Bewegung. (...) Lassen Sie das Atmen und die Bewegung ganz parallel geschehen. Praktizieren Sie dies für einige sanfte und leichte Atemzüge. *(30 Sekunden Stille)*

Gönnen Sie sich nun eine Pause von den kleinen Bewegungen. *(20 Sekunden Stille)*

Ruhen Sie sich davon aus und achten Sie dabei auf alle Zeichen von Wohlbehagen, die sich vielleicht jetzt schon in Ihrem Körper ausbreiten. Ruhen Sie aus und fühlen Sie die Auswirkung Ihres Tuns. (...) *(30 Sekunden Stille)*

Guuut.

Nach dieser Pause richten Sie Ihre Aufmerksamkeit erneut auf die Hand, die auf Ihrem Bauch ruht. Egal, wie klein und fein die Bewegung war, die Sie gerade ausgeführt haben, verkleinern Sie diese Minibewegung noch einmal um die Hälfte. Das bedeutet, Sie heben und senken Ihre Hand nun nur noch mit der halben Bewegungsintensität. Für all die Zeit der Einatmung lösen sich Daumen, Zeigefinger, Mittelfinger und Ringfinger gemeinsam sanft und langsam von der Bauchdecke und die Handkante sowie die Kante des kleinen Fingers bleiben mit der Bauchdecke verbunden. (...) Für all die Zeit der Ausatmung lassen Sie Ihre Hand wieder sanft und allmählich zurück auf die Bauchdecke sinken. (...) (...)

Praktizieren Sie dies einige Male, in Ihrem eigenen Atemrhythmus. Und in aller Ruhe nehmen Sie sich Zeit für jede Bewegung. Lassen Sie das Atmen und die Bewegung wieder ganz parallel geschehen, das heißt, Sie synchronisieren die Minibewegungen mit Ihrem Atemfluss. Sie atmen ein, die Hand treibt sanft, langsam und allmählich auf. Sie atmen aus und die Hand findet sanft, langsam und allmählich zurück auf die Bauchdecke. *(30 Sekunden Stille)*

Nun ruhen Sie sich davon aus. Achten Sie dabei auf all die angenehmen Empfindungen, die Sie in Ihrem Körper jetzt wahrnehmen können. Genießen Sie die Ruhe, die Sie selbst geschaffen haben. Vielleicht gleiten Sie in einen angenehmen Zustand oder dösen nur daher. *(20 Sekunden Stille)*

Guuut.

Lassen Sie uns nun wieder weitermachen. (...) (...) Um noch mehr zu entspannen und noch tiefer sinken zu können, können Sie sich die Bewegungen Ihrer Hand auf der Bauchdecke nur vorstellen. Richten Sie deshalb Ihre Aufmerksamkeit wieder auf die Hand, die auf Ihrem Bauch ruht. (...)

Stellen Sie sich einfach nur vor, wie sich nun Ihre Hand während der Einatmung sanft, langsam und allmählich Richtung Zimmerdecke bewegt und wie sie während der Ausatmung sanft, langsam und allmählich zurück zur Bauchdecke gleitet. Sie machen keine absichtlichen Bewegungen, sondern Sie stellen sich die Bewegungen nur vor. (...) (...) (...) Die Erfahrung von gerade eben wird Sie dabei unterstützen. Diese vorgestellte Bewegung wiederholen Sie ein paarmal. Sie atmen ein, stellen sich vor, dass Ihre Hand auftreibt. Sie atmen aus und stellen sich vor, dass sie sanft, langsam und allmählich mit der größtmöglichen Langsamkeit wieder Richtung Bauchdecke gleitet. (...) (...) Nehmen Sie sich Zeit für jeden Atemzug. Atmen Sie weich, leicht und einfach. (...) (...) (...)

Auch jetzt synchronisieren Sie wieder diese sanften vorgestellten Minibewegungen mit Ihrem natürlichen Atemfluss. In aller Ruhe nehmen Sie sich alle Zeit, die Sie brauchen, um einzuatmen, und Sie nehmen sich all die Zeit, die Sie brauchen, um auszuatmen, auch für die keinen Pausen zwischen den Atemzügen. Nehmen Sie sich alle Zeit, die Sie brauchen, für jede vorgestellte Bewegung. Praktizieren Sie dies für einige ruhige Atemzüge. *(30 Sekunden Stille)*

Guuut.

Nun ruhen Sie sich davon aus und achten Sie dabei auf all die angenehmen Empfindungen, die Sie in Ihrem Körper jetzt wahrnehmen können. Ausruhen vom Ausruhen. *(20 Sekunden Stille)*

Strecken Sie sich genüsslich aus, nur daliegen und nichts tun. Vielleicht bemerken Sie, wie all das sanft, leicht und weich in Ihnen nachklingt. Einfach daliegen. Vielleicht möchten Sie derweil die Hand vom Bauch lösen und neben Ihrem Körper ablegen, vielleicht sich genussvoll auf die Seite drehen ... und gut für sich sorgen. (...) (...) (...) (...) (...) (...) Wählen Sie, ob

Sie in diesem Zustand sanft und wohlig verweilen oder ob Sie die Übung nun abschließen möchten. Wenn Sie mögen, können Sie dem Wunsch nach Schlaf nachgeben. (...) (...)

Wenn Sie diese Übung abschließen möchten, entscheiden Sie intuitiv, wann es genug für Sie ist, und beenden Sie diese Sounder-Sleep-Übung in der Ihnen entsprechenden Weise. Dehnen und strecken Sie dazu Ihre Arme und Beine, öffnen Sie Ihre Augen und kommen Sie frisch und klar in die Außenwelt zurück.

Übung: Die Wiege

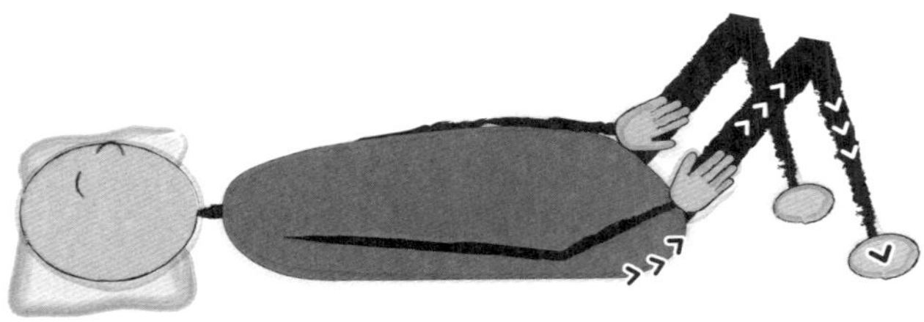

Legen Sie sich auf den Rücken und machen Sie es sich auf Ihrer Unterlage bequem. Wenn Sie mögen, nehmen Sie sich ein Kissen zur Unterstützung Ihres Kopfes. Die Beine liegen parallel nebeneinander und Ihre Arme finden eine beliebige bequeme Position an Ihren Seiten. (...) Wenn Sie mögen, schließen Sie Ihre Augen, jetzt oder später. (...) Nehmen Sie wahr: Welche Position haben Ihre Fersen gefunden? Die Unterschenkel, (...) Ihre Kniekehlen, (...) Ihre Oberschenkel, (...) das Gesäß, (...) Ihr unterer Rücken, (...) der mittlere Rücken, (...) der obere Rücken mit den Schultern und den Schulterblättern? (...) (...) (...) Ihre Oberarme, (...) die Ellenbogen, (...) Ihre Unterarme, (...) Handgelenke und Hände? (...) Wie schmiegen sich Kopf und Hals in Ihr Kissen? (...)

Atmen Sie ganz natürlich, weich, leicht und einfach und lassen Sie Ihre Atmung geschehen, ohne sie anders haben zu wollen. (...) (...) (...) Nehmen Sie nun noch einmal Ihren unteren Rücken in Ihr Gewahrsein und beobachten Sie: Hat Ihr unterer Rücken Kontakt zur Unterlage oder gibt es dort vielleicht einen kleinen Bogen, sodass der Rücken keinen Kontakt zur Unterlage hat? (...) Nehmen Sie einfach nur wahr, wie sich der Kontakt zwischen Rücken und Unterlage im Moment verhält. (...) (...) (...)

Nun beugen Sie Ihre Knie. Dafür stellen Sie Ihre Fußsohlen flach nebeneinander auf die Unterlage. Diese Position gestalten Sie so bequem wie möglich. Nehmen Sie sich einen Moment Zeit, damit Ihre Füße die richtige Haltung einnehmen können. Und nehmen Sie sich den Freiraum, ob Sie Ihre Füße etwas näher zum Körper oder etwas weiter weg vom Körper platzieren möchten. (...) (...) (...) Während all dieser Zeit fließt Ihre Atmung weich leicht und einfach. (...) (...)

Bei der nächsten Einatmung stellen Sie sich vor, Ihre Beine ausstrecken zu wollen, als würden diese vom Körper weggleiten. Sie führen diese Bewegung nicht wirklich aus, sondern lassen lediglich einen minimalen Bewegungsimpuls entstehen. Wie könnte diese „Idee" des Ausstreckens der Beine so minimal wie möglich ausgeführt werden, ohne dass sie von außen sichtbar wird? (…) (…) (…) Während der gesamten Zeit, die Sie einatmen, lassen Sie also eine minimale Bewegung entstehen, die Beine ausstrecken zu wollen. Die Knie sind dabei weiterhin gebeugt, auch die Fußsohlen bleiben auf ihrer Position. (…)

Bei der nächsten Ausatmung lassen Sie diesen Bewegungsimpuls allmählich verklingen. Diese Bewegung synchronisieren Sie mit Ihrem natürlichen Atemfluss. Sie atmen ein, die Minibewegung setzt sich über die Füße auf der Unterlage fort. Sie atmen aus und lassen den Bewegungsimpuls verklingen. (…) (…) (…)

Und während Sie so einatmend die Fußsohlen sanft Richtung Unterlage bewegen und ausatmend diese Bewegung loslassen, werden Sie vielleicht feststellen, dass Bewegung sich auch in anderen Körperregionen bemerkbar macht. Beobachten Sie: Was geschieht derweil mit Ihren Hüften? (…) Kommt Ihr unterer Rücken näher zur Unterlage oder bewegt er sich davon weg? (…) Synchronisieren Sie diese sanfte Bewegung mit Ihrem Atemfluss. (…) (…) Lassen Sie es einfach geschehen. Nehmen Sie sich Zeit für dieses sanfte Wiegen. (…) (…) Diese sanften, winzigen Bewegungen erlauben Ihnen, immer feinfühliger dafür zu werden, welchen beruhigenden Effekt die behutsamen Bewegungen auf Ihren Geist und Ihren Körper haben. (…) (…) (…) (…)

Guuut. (…)

Nun gönnen Sie sich eine Pause.

Strecken Sie Ihre Beine aus und seien Sie sich beim Einatmen bewusst: „Ich atme ein." Und seien Sie sich beim Ausatmen bewusst: „Ich atme aus." Ruhen Sie sich aus und bemerken Sie die Auswirkung Ihres Tuns. Nehmen Sie sich Zeit für einige Atemzyklen. (…) (…) (…) Während Sie sich nun ausruhen und Ihre Aufmerksamkeit auf Ihre Ein und Ausatmung richten, machen Sie sich bewusst, was Sie da gerade getan haben: Während der Zeit, in der Sie eingeatmet haben, haben Sie einen minimalen Bewegungsimpuls ausgeführt, als wollten Sie ihre Füße vom Körper weggleiten lassen. Während der Zeit, in der Sie ausgeatmet haben, haben Sie diesen Bewegungsimpuls verklingen lassen. Und während Ihnen das bewusst ist, geschieht Ihre Atmung ganz weich leicht und einfach. (…) (…) (…) Und während Sie all dem nachspüren, wird es Ihnen im nächsten Schritt vielleicht auch möglich, Ihre minimale Bewegung noch kleiner und sanfter auszuführen.

Das heißt: Sie beugen nun wieder Ihre Knie, stellen Ihre Fußsohlen flach nebeneinander auf die Unterlage und machen es sich in dieser Position wieder bequem. Auch jetzt nehmen Sie sich wieder einen Moment Zeit, um Ihre Füße flach auf die Unterlage zu betten und in die richtige Entfernung zum Körper zu bringen. Während all dieser Zeit lassen Sie Ihre Atmung weich, leicht und einfach fließen. (…) (…) (…)

Bei der nächsten Einatmung stellen Sie sich wieder vor, Ihre Beine ausstrecken zu wollen, als würden sie vom Körper weggleiten. (...) (...) Auch diesmal führen Sie die Bewegung nicht wirklich aus. Wie vorhin schon lassen Sie lediglich einen minimalen Bewegungsimpuls entstehen. Diese Minibewegung wird nun noch einmal um die Hälfte reduziert. Ihre eben gemachte Erfahrung wird Sie darin unterstützen, die vorherige Minibewegung jetzt quasi zu einer Mikrobewegung werden zu lassen. Bei der nächsten Ausatmung lassen Sie diese Bewegung sanft verklingen. Das geschieht wieder synchron mit Ihrem natürlichen Atemfluss. Der Atem führt, die Bewegung folgt. Sie atmen ein, die Mikrobewegung setzt sich über die Füße auf der Unterlage fort, Sie atmen aus und lassen die Bewegung verklingen. (...) (...) (...)

Und während Sie einatmend die Fußsohlen sanft Richtung Unterlage bewegen und ausatmend diese Bewegung loslassen, werden Sie vielleicht auch jetzt wieder feststellen, dass die Bewegung sich auch in anderen Körperregionen bemerkbar macht. (...) (...) Beobachten Sie: Was geschieht derweil mit Ihren Hüften? Kommt Ihr unterer Rücken näher zur Unterlage oder bewegt es sich davon weg? Synchronisieren Sie diese sanfte Bewegung mit Ihrem Atemfluss. (...) Sie lassen es einfach geschehen. Nehmen Sie sich Zeit für dieses sanfte kleine Schaukeln. Praktizieren Sie das für ein paar natürliche Atemzyklen. (...) (...) (...) Vielleicht bemerken Sie auch jetzt, wie beruhigend die behutsamen Bewegungen auf Ihren Geist und Ihren Körper wirken. (...) (...) (...) (...) (...)

Guuut. (...)

Wenn Sie mögen, strecken Sie nun Ihre Beine aus, atmen Sie weich, leicht und einfach in aller Ruhe und spüren der Wirkung Ihres Tuns nach. (...) (...) (...)

Erinnern Sie sich? Gerade haben Sie eine minimale Minibewegung ausgeführt und dabei wahrnehmen können, wie ein sanftes Schaukeln in den Hüften entstehen kann.
Probieren Sie nun einmal Folgendes: Denken Sie sich lediglich den Bewegungsimpuls. Stellen Sie sich vor, Sie möchten, während Sie einatmen, Ihre Beine ausstrecken. Dieser Bewegungsimpuls geschieht nur in Ihrer Vorstellung. Auch hier wird Sie Ihre Erfahrung von vorhin unterstützen. (...)

Für all die Zeit, die es braucht, um einzuatmen, stellen Sie sich die minimale Minibewegung – als wollten Sie Ihre Füße von sich strecken – nur vor. Für all die Zeit, die es braucht, um auszuatmen, lassen Sie nur in Ihrer Vorstellung diesen Bewegungsimpuls sanft verklingen. Praktizieren Sie dies für einige Atemzyklen. (...) (...) (...)

Guuut. (...)

Nun strecken Sie sich genüsslich aus, nur daliegen und nichts tun. Vielleicht bemerken Sie, wie all das sanft, leicht und weich in Ihnen nachklingt. (...) Wenn Sie mögen, können Sie nun dem Wunsch nach Schlaf nachgeben. Einfach daliegen. (...)

Wenn Sie diese Übung abschließen möchten, entscheiden Sie intuitiv, wann es genug für Sie ist, und beenden diese Sounder-Sleep-Übung in der Ihnen entsprechenden Weise.

Übung: Das Seitenwunder

Vorbemerkung: Das „Seitenwunder" mögen besonders Menschen, die gern auf der Seite einschlafen.

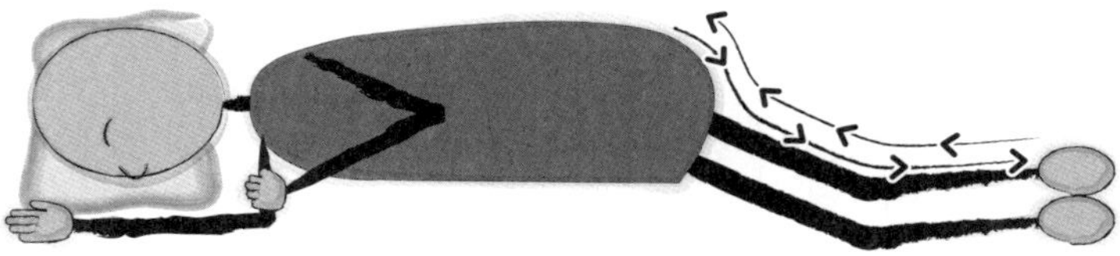

Suchen Sie sich einen angenehmen Ort, an dem Sie es sich bequem machen können und an dem Sie nicht gestört werden. Bitte unternehmen Sie bei dieser Übung keinerlei Anstrengung, einschlafen zu wollen. Folgen Sie den einfachen Anleitungen und atmen Sie weich, leicht und in aller Ruhe.

Legen Sie sich bitte zunächst auf den Rücken. (...) Von hier aus bringen Sie sich in eine angenehme Seitenlage. (...) Spüren Sie nach, auf welcher Seite Sie am bequemsten liegen. Sorgen Sie dafür, dass Sie eine Zeit lang so angenehm liegen können. (...) Unterstützen Sie Ihren Kopf mit einem Kissen, damit Sie entspannt zu liegen kommen. (...) Ziehen Sie nun die Beine an, sodass diese in einem rechten Winkel zu Ihrer Hüfte liegen. (...) Richten Sie Ihre Aufmerksamkeit auf die Atmung und atmen Sie ganz weich leicht und einfach. Lassen Sie Ihren Atem natürlich fließen, ohne ihn anders haben zu wollen. Wandern Sie mit Ihrer Aufmerksamkeit durch den Körper, wenn Sie so auf der Seite liegen, und nehmen Sie wahr, welcher Körperteil am deutlichsten Kontakt zur Unterlage hat. (...) Nehmen Sie wahr, ohne zu bewerten: Wie liegt Ihr Kopf auf dem Kissen? (...) Ihr Hals? (...) Wie liegen Ihre Schultern? (...) Wie sind die Rippen in Kontakt mit der Unterlage? (...) Wie sieht es mit der Taille, (...) der Hüfte, (...) dem Becken aus? (...) Beobachten Sie. Wie ist es mit den Oberschenkeln, (...) Ihren Knien, (...) Ihrem unteren Bein, (...) dem Fußgelenk und den Füßen? Wie liegt der untere Fuß und wie der obere Fuß? (...) Atmen Sie dabei sanft ein und aus, beobachten Sie. Die Atmung kommt und geht und Sie nehmen sich Zeit für jeden Atemzug. (...) Für jede Einatmung und für jede Ausatmung. (...) Machen Sie nun eine sanfte kleine Bewegung, so, als würden Sie Ihre Beine und Hüfte sanft nach unten strecken wollen.

Danach lassen Sie Beine und Hüfte sich wieder ganz und gar entspannen. (...) Diese sanfte Bewegung wiederholen Sie einige Male. Sie aktivieren Ihre Beinmuskeln ganz sanft, als wollten Sie Ihre Beine strecken. (...) Sie geben nur einen kleinen, sanften Impuls, als wollten Sie sich strecken und gerade machen. Sie machen diese Bewegung so klein und fein, dass es keine tatsächliche Veränderung in Ihrer Haltung gibt. Ihr Körper bleibt dabei so entspannt liegen, wie er ist. Ihre Hüfte, die Beine, Ihre Füße, Fußgelenke und Ihre Knie bleiben einfach liegen. Sie führen nur eine kleine, winzige Bewegung aus. Diese kleine Bewegung machen

Sie ganz langsam und allmählich. Ganz weich, leicht und einfach, in aller Ruhe. Sie bauen diese kleine Bewegung sanft mit einem allmählichen weichen Schieben auf und lösen sie genauso sanft und allmählich wieder auf. Dies wiederholen Sie nun mehrere Male. Beobachten Sie, was Sie spüren können. (...)

Wenn Sie dies aktiv ausführen, wie wirkt sich das auf ihren Körper aus, wenn Sie die Beine so sanft strecken? Wird Ihre Wirbelsäule dabei länger und gerader oder vielleicht auch kürzer? (...) Und wie ist es mit Ihrem Kopf, (...) dem Hals (...) und den Schultern? Werden diese gerader oder kürzer? (...) Mag sein, dass es auch gar keine Empfindung gibt. (...) Wie ist es mit der Lage Ihres Kopfes? Verändert sie sich in die eine oder andere Richtung? Nehmen Sie wahr, was passiert, wenn Sie mit der kleinen aktiven Bewegung aufhören und in die Ruheposition gleiten. (...) (...) (...)

Und was passiert mit ihrer Wirbelsäule, wenn Hüfte und Beine aufhören mit der sanften Streckbewegung und in die Ruhe wechseln? Was passiert dann mit der Wirbelsäule, (...) den Rippen, (...) den Hüften, (...) dem Hals und den Schultern? (...) Werden sie länger oder kürzer? (...) Und der Kopf auf dem Kissen? (...) Wie ist er in Kontakt mit dem Kissen? Mag sein, Sie nehmen auch ein leichtes Geräusch an Ihrem Ohr wahr, wenn der Kopf Kontakt mit dem Kissen hat, (...) je nachdem, ob Sie gerade die Beine sanft und leicht nach unten strecken oder diese wieder lösen. (...) (...) (...) Besinnen Sie sich nach dem aktiven Ausführen der Bewegung nun auf das Loslassen, das Lösen. Lenken Sie Ihre Beobachtung darauf, was Sie wahrnehmen, wenn Sie sich in der passiven Phase befinden.

Machen Sie noch ein paar Bewegungen und spüren Sie, was Sie dabei entdecken können. (...) (...) (...)

Nun ruhen Sie sich aus und spüren Sie nach. Machen Sie Pause. Einfach nur liegen. Gleich wird meine Stimme Sie weiter begleiten. *(Eine Minute Stille)*

Guuut.

Lenken Sie nun Ihre Aufmerksamkeit wieder auf Ihren Atem, auf den ganz natürlichen Atemfluss, so wie er sich in diesem Moment zeigt. Nehmen Sie sich Zeit für jeden Atemzug. Lassen Sie die Atmung ganz weich, leicht und einfach fließen, in aller Ruhe. (...) (...) (...)

Synchronisieren Sie nun die gerade gemachten kleinen Bewegungen mit Ihrem natürlichen Atemfluss. (...) Jedes Mal, wenn Sie einatmen, aktivieren Sie sanft Ihre Hüfte und die Beine, so, als wollten Sie sie strecken. Auch jetzt sind die Bewegungen wieder so klein, dass sie nicht von außen sichtbar sind. Dann lassen Sie die Aktivierung sanft und allmählich los und entspannen. (...) Für die Dauer der Einatmung aktivieren Sie Hüfte und Beine sanft, kaum merkbar nach unten; für die Dauer der Ausatmung lösen Sie sie wieder. Dies sind winzig kleine Bewegungen am Rande der Wahrnehmbarkeit. Ein paar Mal in Ihrem natürlichen Atemfluss. (...) Genauso lange, wie Sie dafür brauchen, um einzuatmen, so lange lassen Sie sich auch Zeit, allmählich Ihre Beine zu strecken. Und solange Sie benötigen, um langsam auszuatmen, so lange brauchen Sie auch, um langsam und allmählich Ihre Beine zu entspannen und sie in eine Ruheposition zurückkehren zu lassen. (...) (...) (...)

Spüren Sie nach und ruhen Sie sich aus. Einfach liegen. (...) Nichts tun. Und der Geist kann sich ebenfalls entspannen, indem Sie Ihre Aufmerksamkeit auf den Atem lenken, dem Sie sich freundlich zuwenden und den Sie einfach fließen lassen. Ganz weich, leicht und einfach.

Mag sein, dass Sie dabei bemerken, wie in Ihrem Körper all die kleinen Bewegungen nun sanft, leicht und einfach nachklingen. Vielleicht liegen Sie aber einfach nur entspannt da und genießen dieses wohlige Gefühl. (...) (...) (...) *(Eine Minute Stille)*

Guuut.

Erlauben Sie Ihrer Atmung jetzt wieder, weich, leicht und in aller Ruhe zu fließen, und stellen Sie sich nun diese kleinen Bewegungen der Hüfte, Beine und Füße nur vor. (...) Sie machen diese Bewegungen nun nicht tatsächlich, sondern Sie führen sie allein in Ihrer Vorstellung aus. Immer dann, wenn Sie einatmen, aktivieren Sie Ihre Hüfte und die Beine so, als würden Sie sie strecken. Jedes Mal, wenn Sie ausatmen, stellen Sie sich vor, dass Sie Ihre Hüfte und Beine wieder entspannen.

Weich, leicht und einfach einatmen, weich, leicht und einfach ausatmen. Nehmen Sie sich Zeit für jeden Atemzug. Während der ganzen Zeit, in der Sie einatmen, sanft strecken und während der ganzen Zeit der Ausatmung wieder loslassen. (...) Einige Male in Ihrem eigenen natürlichen Atemrhythmus. Synchronisieren Sie die kleinen Bewegungen in Ihrer Vorstellung mit Ihrer Atmung. Lassen Sie die Atmung dabei einfach, weich und leicht sein. (...) (...) (...)

Und nun ruhen Sie sich aus, nur nachspüren. Gleich wird meine Stimme Sie weiter begleiten. *(Zwei Minuten Stille)*

Guuut.

Wenn Sie mögen, können Sie nun dem Wunsch nach Schlaf nachgeben – jetzt oder später. Einfach liegen und nachspüren. Wenn Sie die Übung beenden möchten, rollen Sie sich zurück auf Ihren Rücken, spüren Sie noch einen Moment nach. Entscheiden Sie ganz intuitiv, wann es genug ist, und beenden Sie dann die Übung in der Ihnen entsprechenden Weise.

Übung: Die sanfte Bauchlandung

Vorbemerkung: Besonders Menschen, die gern auf dem Bauch schlafen, mögen diese Übung.

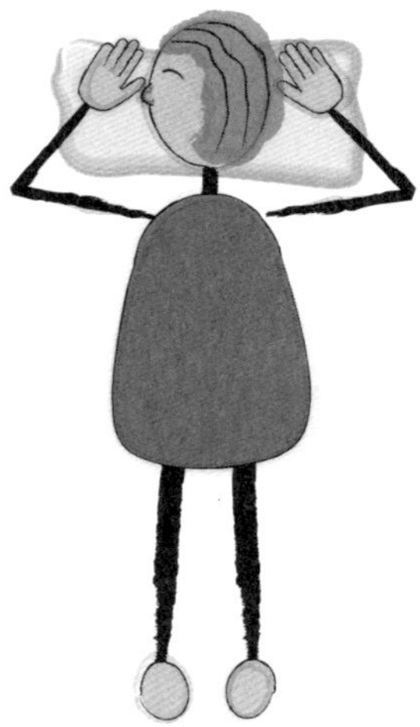

Legen Sie sich bitte zunächst auf den Rücken. (...) Von hier aus bewegen Sie sich auf den Bauch, in Ihre übliche Einschlafposition. (...) Spüren Sie nach, wie Sie auf dem Bauch am bequemsten liegen. Sorgen Sie dafür, dass Sie eine Zeit lang so angenehm liegen können. (...) (...)

Richten Sie sich auf der Unterlage ein. (...) (...) Wenn Sie mögen, können Sie jetzt oder auch später Ihre Augen schließen. Nehmen Sie wahr: Welche Körperteile haben einen deutlichen Kontakt zu Ihrer Unterlage? (...) (...)

Welche Körperteile haben nur einen ganz sanften oder gar keinen Kontakt zur Unterlage? (...) (...) Nehmen Sie wahr, wie sich auch Ihre Füße und Fußgelenke eingerichtet haben. (...) Wie positionieren sich Ihre Unterschenkel, (...) Ihre Knie, (...) Ihre Oberschenkel? In welcher Position liegt Ihr Becken auf der Unterlage? (...) Wie hat Ihr Unterbauch Kontakt zum Untergrund, (...) Ihr Oberbauch, (...) der Brustkorb? (...) Wie sieht es mit Ihren Schultergelenken mit den Oberarmen, (...) Ihren Ellenbogen, (...) Unterarmen, (...) Handgelenken und den Händen aus? (...) Erkunden Sie auch aufmerksam, welche Position Ihr Hals und Ihr Kopf gefunden haben. (...)

Wenn Sie jetzt einen Impuls verspüren, sich noch bequemer einzurichten, nehmen Sie sich dazu die Zeit, die Sie brauchen. (...) (...)

Richten Sie Ihre Aufmerksamkeit nun auf Ihre Atmung und atmen Sie ganz weich leicht und einfach. Lassen Sie Ihren Atem natürlich fließen, ohne ihn anders haben zu wollen. Wandern

Sie mit Ihrer Aufmerksamkeit durch den Körper und nehmen Sie wahr: Atmen ist Bewegung. (...) (...) Die Atmung kommt und geht und Sie nehmen sich Zeit für jeden Atemzug. *(30 Sekunden Stille)*

Guuut.

Probieren Sie jetzt einmal Folgendes: Positionieren Sie bitte beide Hände etwa in Kopfhöhe neben Ihren Körper, sodass sie mit den Handflächen Kontakt zur Unterlage haben. (...) Die Ellenbogen befinden sich dabei etwa in einem 90-Grad-Winkel zum Körper. (...) Ihre Finger richten Sie bitte in Richtung Kopfende aus. Wählen Sie die komfortabelste Haltung von Handflächen, Handgelenken, Unterarmen, Ellenbogen, Oberarmen und Schultern. (...) (...) (...) (...) (...)

Lenken Sie Ihr Gewahrsein nun auf Ihre Hände. Berühren die Handflächen und die Finger die Unterlage? (...) Vielleicht bemerken Sie Bereiche in Ihren Händen, die keinen Kontakt zur Unterlage haben. (...) Vielleicht nehmen Sie sogar kleine Hohlräume wahr. (...) Möglicherweise fühlen sich Ihre Hände warm oder kalt an, leicht oder schwer. (...) (...) Vielleicht verspüren Sie auch ein Kribbeln oder Pulsieren in Ihren Händen. Vielleicht bemerken Sie aber auch nichts von alledem. (...) (...) Oder eigene Empfindungen, völlig andere als die gerade angebotenen. (...)

Ihre Hände liegen nun mit den Handflächen auf der Unterlage, etwa in Höhe Ihres Kopfes. Einatmend nehmen Sie wahr, wie Ihre Hände so neben Ihrem Körper ruhen. (...) Für all die Zeit der Ausatmung schieben Sie nun beide Hände gleichzeitig ein kleines Stück in Richtung Kopfende. Diese Bewegung ist so klein, dass man sie von außen nicht wahrnehmen kann. (...) (...) Einatmend lassen Sie diesen Bewegungsimpuls verklingen. Ausatmend lassen Sie Ihre Hände erneut in Richtung Kopfende gleiten. (...) (...) (...) (...) (...)

Diese Minibewegung synchronisieren Sie nun mit Ihrem natürlichen Atemfluss. Atmen Sie weich, leicht und einfach. Und für all die Zeit der Ausatmung lassen Sie Ihre Hände ein klein wenig in Richtung Kopfende gleiten, für all die Zeit, in der Sie einatmen, gleiten die Hände in die Ausgangsposition zurück. (...) (...) (...) Dies sind winzig kleine Bewegungen am Rande der Wahrnehmbarkeit.

Sanft ausatmen, sanfte synchrone Bewegung, sanft einatmen, Bewegung ausklingen lassen. (...) (...) (...) Achten Sie auch auf die kleinen Pausen zwischen den Atemzügen. Ein paar Mal in Ihrem natürlichen Atemfluss. Die Bewegungen folgen der Atmung. Wie in allen Sounder-Sleep-Übungen ist der Atem der Navigator. (...) *(30 Sekunden Stille)*

Guuut.

Nun ruhen Sie sich aus und spüren nach. Machen Sie eine Pause. Einfach nur liegen. Mag sein, dass Sie dabei bemerken, wie in Ihrem Körper all die kleinen Bewegungen nun nachklingen. Vielleicht liegen Sie aber einfach nur entspannt da und genießen dieses wohlige Gefühl, das Sie gerade selbst geschaffen haben. *(20 Sekunden Stille)*

Lassen Sie uns nun weitermachen. (...) Soeben haben Sie Folgendes getan: Sie haben in der Zeit, die es brauchte, um auszuatmen, Ihre beiden Hände ein klein wenig in Richtung Kopfende gleiten lassen. Einatmend haben Sie diesen Bewegungsimpuls ausklingen lassen. Das machen Sie jetzt ebenso, mit dem winzig kleinen Unterschied, dass Sie die Bewegungsintensität um die Hälfte reduzieren. Für all die Zeit, die Ihre Ausatmung andauert, lassen Sie Ihre Hände also langsam und allmählich nur in einer halb so großen Bewegung in Richtung Kopfende gleiten. Für all die Zeit, die Ihre Einatmung andauert, lassen Sie diese Bewegung leicht ausklingen. (...)

Dies synchronisieren Sie wie gewohnt mit Ihrem natürlichen Atemrhythmus. (...) Einatmend lenken Sie Ihre Aufmerksamkeit auf Ihre Hände, (...) ausatmend bewegen Sie kaum merkbar, ganz allmählich, mit der größtmöglichen Langsamkeit Ihre Hände in Richtung Kopfende. (...) Einatmend lassen Sie die Bewegung ausklingen. Praktizieren Sie dies für ein paar weiche, leichte und sanfte Atemzüge. *(30 Sekunden Stille)* Machen Sie noch ein paar Bewegungen und spüren Sie, was Sie dabei entdecken können. (...) (...) (...)

Guuut.

Spüren Sie nach und ruhen Sie aus. *(20 Sekunden)*

Einfach liegen. (...) Nichts tun. Und der Geist kann sich ebenfalls beruhigen, indem Sie Ihre Aufmerksamkeit auf den Atem lenken, dem Sie sich freundlich zuwenden und den Sie einfach fließen lassen. (...) (...) Ganz weich, leicht und einfach. Spüren Sie die Auswirkungen Ihres Tuns. *(20 Sekunden Stille)*

Guuut.

Während Sie so daliegen und Ihrer natürlichen Atmung Raum geben, können Sie folgende Idee entstehen lassen: Wie wäre es, die gerade gemachten Minibewegungen einfach nur in Ihrer Vorstellung auszuführen? (...) (...) (...)

Probieren Sie es aus: Für all die Zeit, die Sie einatmen, lenken Sie Ihr Gewahrsein auf die Position Ihrer Hände, und für all die Zeit, die Sie ausatmen, lassen Sie lediglich in Ihrer Vorstellung die Hände in Richtung Kopfende gleiten. Dies ist eine gedachte synchrone Handlung von Atem und Bewegung. (...) (...) (...)

Ausatmen – die Hände bewegen sich in der Vorstellung langsam und allmählich in Richtung Kopfende. (...) Einatmen – und die Hände gleiten in die Ausgangsposition zurück. (...) Einfach nur atmen und gleiten. Die Atmung kommt und geht und Sie nehmen sich Zeit für jeden Atemzug und diesen kleinen gedachten Impuls. (...) (...) Gönnen Sie sich so noch ein paar genussvolle Atemzüge. (...) (...) (...) (...) (...) (...)

Nun ruhen Sie sich davon aus und spüren Sie dem Wohlgefühl nach, das Sie selbst geschaffen haben. *(20 Sekunden Stille)*

Mag sein, dass sich ein Entspannungsgefühl längst auf den gesamten Körper ausgebreitet hat, während Sie weich, leicht und einfach ein- und ausatmen. *(20 Sekunden Stille)*

Wenn Sie mögen, bleiben Sie in diesem entspannten, schläfrigen Zustand. (...) Wenn Sie die Übung abschließen möchten, können Sie Ihre Liegeposition verändern und sich vom Bauch langsam wieder in die Rückenlage zurückbegeben. (...) Wenn Sie die Augen geschlossen hatten, bereiten Sie sich darauf vor, sie zu öffnen, und lassen Sie die Augen sich wieder sanft ans Licht gewöhnen, (...) während Sie frisch und erholt in den Alltag zurückkommen."

Variante: Sie können diese gleitenden Minibewegungen auch mit einer Hand praktizieren, während die andere Hand – in einer beliebig komfortablen Position – neben dem Körper ruht.

Übung: Hand aufs Herz – ein Tages- und Nachtzähmer

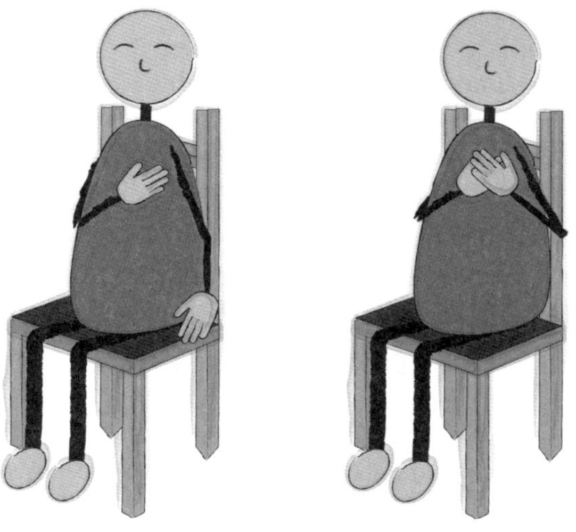

Diese Sounder-Sleep-Übung ist federleicht und sehr berührend. Legen Sie eine Hand mit der Handfläche nach unten auf die Mitte Ihres Brustkorbs.

Sie können stehen, sitzen oder liegen. Wichtig ist lediglich, dass Sie es sich bequem machen. Jetzt, wo Sie eine Hand auf Ihrem Brustkorb positioniert haben, suchen Sie nach dem wärmsten Punkt dort. (...) (...) (...)

Spüren Sie nach, spüren Sie die Wärme Ihrer Hand, wie sie auf die Wärme Ihres Herzens trifft. Es kann sein, dass es eine Weile braucht, bis Sie es fühlen. Bleiben Sie ganz gelassen. Es wird Ihnen immer leichter fallen, je mehr Sie üben.

Um sich leichter hineinzufühlen, möchten Sie vielleicht Ihre Augen schließen. Lassen Sie Ihren Atem weich, leicht und einfach sein. Nehmen Sie wahr: Was ist wärmer? Die Hand, wie sie so Ihr Herz berührt? Oder das Herz, wie es Ihre Hand berührt? Lassen Sie Ihr Herz Ihre Hand erwärmen und Ihre Hand Ihr Herz.

Während all der Zeit, in der Sie einatmen, dehnt sich Ihre Brust aus und Ihre Hand hebt sich mit der Brust. Während all der Zeit, in der Sie ausatmen, sinkt Ihre Hand mit der Brust. (...) (...) (...) Fahren Sie fort, Ihr Herz zu berühren, für ein paar ruhige Atemzüge. Nehmen Sie sich Zeit für jeden Atemzug. (...) (...)

Nun lassen Sie Ihre Hand sinken und pausieren für einen Moment. (...) Können Sie in aller Ruhe die Wärme dort in Ihrem Brustkorb wahrnehmen? Spüren Sie nach und nehmen Sie die Auswirkungen Ihres Tuns aufmerksam wahr. (...) (...) (...)

Im nächsten Schritt versuchen Sie das Gleiche mit der anderen Hand. Platzieren Sie diese Hand auf dem Zentrum Ihrer Brust und machen Sie auch hier den wärmsten Punkt ausfindig. (...) (...)

Lassen Sie die Hand auf dem Brustkorb entspannt liegen. Der Atem fließt weich, leicht und einfach. Nehmen Sie auch hier wahr: Was ist wärmer? Die Hand, wie sie so Ihr Herz berührt? Oder das Herz, wie es Ihre Hand berührt? Lassen Sie Ihr Herz Ihre Hand erwärmen und lassen Sie Ihre Hand Ihr Herz erwärmen. (...) (...) Während all der Zeit, in der Sie einatmen, dehnt sich Ihre Brust aus und Ihr Hand hebt sich mit der Brust. (...) Während all der Zeit, in der Sie ausatmen, sinkt Ihre Hand mit der Brust. Fahren Sie fort, Ihr Herz zu berühren für ein paar ruhige Atemzüge. Nehmen Sie sich Zeit für jeden Atemzug.

Lassen Sie nun wieder Ihre Hand sinken und pausieren Sie für eine kleine Weile. Können Sie in aller Ruhe die Wärme dort in Ihrem Brustkorb wahrnehmen? Spüren Sie nach und nehmen Sie alle angenehmen Sensationen wahr, die wahrgenommen werden möchten. (...) (...) (...)

Wenn Sie weitermachen möchten, probieren Sie einmal Folgendes: Berühren Sie nun Ihr Herz mit beiden Händen. Dazu legen Sie eine Hand auf Ihr Herz und die andere einfach darüber. Wenn die Zentren beider Handflächen übereinander so verbunden sind, können Sie vielleicht wahrnehmen, wie sich ein wohlig warmes Gefühl tief im Innern Ihres Brustkorbes ausbreitet. (...) (...) (...) Sie atmen weich, leicht und einfach und bemerken, wie Ihre Hände auf und absteigen und sich so synchron mit der Wellenbewegung Ihres Atems heben und senken. Mit jedem Einatmen hebt sich der Brustkorb und die Hände heben sich ebenfalls. Mit jeder Ausatmung senkt sich Ihr Brustkorb und auch die Hände sinken. (...) (...) (...)

Gönnen Sie sich wieder eine kleine Pause. Lassen Sie die Hände neben den Körper gleiten, denn sie haben auch eine Pause verdient. Spüren Sie nur nach. (...) (...) (...) Nehmen Sie alle positiven Empfindungen in Ihr Gewahrsein, die jetzt zu Ihnen kommen möchte. (...) Pausieren Sie noch für ein paar ruhige Atemzüge. (...) (...)

Wenn Sie weitermachen möchten, berühren Sie wieder Ihr Herz, so wie Sie es bevorzugen. Erlauben Sie Ihren Händen, auf- und abzutreiben .... entsprechend der sanften Wellenbewegung Ihrer Atmung. Der Atem fließt weich, leicht und einfach. (...) (...)

Nun lassen Sie während der Zeit, die es braucht, um einzuatmen, ein „inneres“ Lächeln entstehen. Und während der Zeit, die es braucht, um auszuatmen, entspannen Sie. Genießen

Sie dies und fahren Sie fort für ein paar sanfte Atemzüge. Lassen Sie Ihre natürliche Atmung einfach kommen und gehen. (…) (…) (…)

Spüren Sie nach und bemerken Sie die Auswirkung Ihres Tuns. (…) (…) (…) (…)

Wie Sie wissen, lächeln wir nicht nur mit unseren Lippen. Wenn es da in Ihrem Körper einen Teil gibt, der besondere Zuwendung braucht, können Sie ihn mit einem liebevollen Lächeln versorgen. Es könnte Ihr Magen sein, die Leber, Ihre Lungen oder Ihre Gedärme. Vielleicht ist es auch Ihr Rücken, Ihr Kopf oder irgendein anderer Teil Ihres Körpers. So können Sie Ihr Lächeln überall dorthin schicken, wo es in Ihrem Inneren gebraucht wird. (…) (…) (…) (…) Langsam, sanft und weich einatmend senden Sie Ihr Lächeln dorthin. Langsam, sanft und weich ausatmend entspannen Sie. Ein paarmal in Ihrem eigenen Atemrhythmus. (…) (…) (…)

Sie können sich auch auf einen weiteren Bereich konzentrieren oder Ihr Lächeln durch den Körper kreisen lassen. Machen Sie dies, solange Sie mögen. (…) (…) (…) (…)

Danach gönnen Sie sich wieder eine Pause. (…) Genießen Sie die Gefühle, die Sie selbst geschaffen haben. (…) (…) (…)

Und während Sie diese Übung nun langsam ausklingen lassen, können Sie schon jetzt eine Idee davon entwickeln, wann Sie das nächste Mal Ihre Hand auf Ihr Herz legen möchten. Mit diesem Vorsatz dehnen und strecken Sie sich kräftig. Vielleicht wollen Sie wohlig gähnen … Wenn Sie die Augen geschlossen hatten, öffnen Sie sie wieder und kommen frisch und klar in den Alltag zurück.

Übung: Der Knieschmeichler

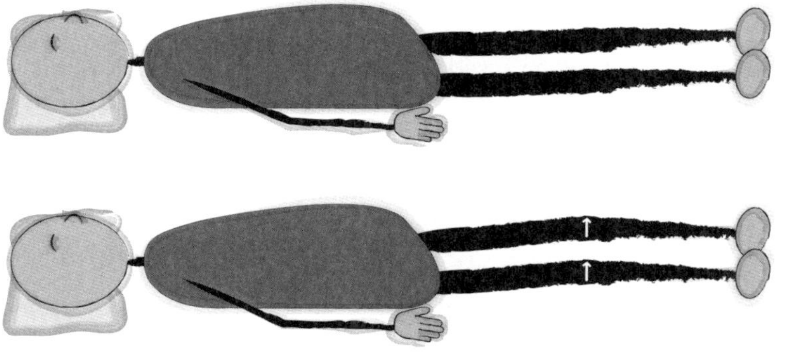

Machen Sie es sich in der Rückenlage bequem. (…) Ihre Beine und Füße liegen parallel nebeneinander, Ihre Wirbelsäule ist gerade, die Arme liegen locker neben Ihrem Körper. Ihr Hals und Kopf haben eine bequeme Position gefunden. Jetzt oder auch später können Sie Ihre Augen schließen. (…) (…) (…)

Liegen Sie einfach nur da (...) (...) (...) und lassen Ihren Atem weich, einfach und leicht sein. Sie nehmen sich alle Zeit für jeden Atemzug.

Sie nehmen sich alle Zeit, die es für die Einatmung braucht ..., und alle Zeit, die es für die Ausatmung braucht. Sie lassen die Atmung einfach geschehen, ohne sie anders haben zu wollen. (...) (...) (...)

Ihre Atmung fließt weich, einfach und leicht. (...) Legen Sie nun Ihre Hände mit den Handflächen nach unten auf Ihren Beckenkamm. Die rechte Hand ruht auf dem rechten Beckenkamm, die linke Hand liegt auf dem linken Beckenkamm. (...) (...) (...)

Richten Sie Ihre Aufmerksamkeit auf Ihre Knie, seien Sie sich Ihrer Knie bewusst ...

Geben Sie sich nun in aller Ruhe den Impuls, als wollten Sie Ihre Knie zur Zimmerdecke bewegen. Dies ist eine sehr kleine feine Bewegung, (...) die Sie in aller Ruhe mit dem größtmöglichen Komfort einige Male ausführen ... *(20 Sekunden Stille)*

Atmen Sie weiterhin ganz natürlich ... und gönnen Sie sich nun eine Pause. (...) (...) (...) *(20 Sekunden Stille)*

Guuut.

Lassen Sie uns nun mit der Übung weitermachen, bleiben Sie aufmerksam und konzentriert.

Atmen Sie nun sanft ein und hängen Sie diese kleine, Ihnen nun schon vertraute Bewegung an Ihre Atmung. Über all die Zeit, die Sie einatmen, lassen Sie einen sanften Bewegungsimpuls entstehen, sodass sich die Knie in Richtung Zimmerdecke bewegen. Diese Minibewegung ist so klein, dass ein zufälliger Beobachter gar nicht bemerken würde, dass Sie eine Bewegung ausführen. (...) Über all die Zeit, die Ihre Ausatmung andauert, sinken die Knie wieder in die Ausgangsposition zurück. Weich, einfach und leicht ist Ihre Atmung und Sie folgen Ihrer Atmung mit dieser feinen, sanften Bewegung. (...) (...) (...)

In aller Ruhe einatmen und Ihre Knie bewegen sich ein ganz, ganz kleines Stückchen in Richtung Zimmerdecke. In aller Ruhe ausatmen und Ihre Knie kehren in die Ausgangsposition zurück. (...) Praktizieren Sie dies für mehrere Atemzüge. So entsteht eine fein abgestimmte Handlung von Atem und Bewegung. *(30 Sekunden Stille)*

Gönnen Sie sich nun eine Pause, ruhen Sie sich aus und achten Sie auf all die Anzeichen von Wohlbehagen, die Sie in Ihrem Körper jetzt wahrnehmen können. *(20 Sekunden Stille)*

Bleiben Sie aufmerksam, konzentriert und atmen Sie ganz natürlich. (...) (...) (...) Gleich führen Sie diese vertraute Bewegung aus, jedoch wird die Bewegung nun noch kleiner und sanfter. Minimieren Sie die Bewegung nun auf die Hälfte. (...)

Während Sie nun äußerst sanft diese feinen Bewegungen auf Ihre Atmung abstimmen, richten Sie ihre Aufmerksamkeit auf Ihren Rücken. Nehmen Sie wahr, welche Auswirkung Ihr Tun auf Ihren Rücken hat, wenn Sie diese feine, sanfte Übung ausführen. (...) (...) (...) Und welche Auswirkung hat Ihr sanftes Tun auf Ihre Atmung? Einfach nur wahrnehmen, ohne es anders haben zu wollen. Weich, einfach und leicht ist Ihre Atmung, und Sie nehmen all die Sensationen wahr, die sich Ihnen gerade zeigen. *(30 Sekunden Stille)*

Nun ruhen Sie sich aus, spüren Sie nach. Geben Sie den so erzeugten angenehmen Empfindungen Raum, (…) während Sie auf der sanften Welle Ihres Atems dahinschaukeln.

Weich, leicht und einfach. Genießen Sie die Pause. *(20 Sekunden Stille)*

Lassen Sie uns nun mit der Übung weitermachen. Sie liegen weiterhin entspannt auf Ihrem Rücken, atmen ganz natürlich und richten Ihre Aufmerksamkeit abermals auf Ihre Knie. Geben Sie bei einer Ihrer nächsten Einatmungen ganz sanft den Impuls, dass Sie Ihre Knie in Richtung Zimmerdecke bewegen möchten, und für all die Zeit Ihrer Ausatmung lassen Sie Ihre Knie in die Ausgangsposition zurückkehren. Sie führen diese sanfte Bewegung jedoch nur in Ihrer Vorstellung aus. (…) Sanftes Einatmen, Ihre Knie bewegen sich mit einer gedachten Minibewegung in Richtung Zimmerdecke (…) (…), sanftes Ausatmen. Und für all die Zeit Ihrer Ausatmung bewegen sich Ihre Knie nur in Ihrer Vorstellung wieder zurück in die Ausgangsposition. Praktizieren Sie diese mentale Übung für einige Atemzüge. Lassen Sie dabei eine ganz parallele Handlung von Atem und gedachter Bewegung entstehen. (…) (…) (…) Nehmen Sie sich wie gewohnt alle Zeit, die es braucht, um einzuatmen, und alle Zeit, die es braucht, um auszuatmen, und lassen Sie Ihre Atmung wieder leicht und weich fließen. *(30 Sekunden Stille)*

Nun ruhen Sie sich aus. Gönnen Sie sich eine Pause und achten Sie dabei auf all die Anzeichen von Wohlbefinden, die sich vielleicht schon in Ihrem Körper ausbreiten, während Ihr Atem in aller Ruhe kommt und geht. *(20 Sekunden Stille)*

Sanftes Nichtstun. (…) (…) (…)

Sie können nun in diesem angenehmen Zustand weiter verweilen und sanft dahindösen.

Wenn Sie die Übung abschließen möchten, tun Sie das in Ihrer gewohnten Art und Weise. Dehnen und strecken Sie sich und kommen Sie frisch und klar in den Alltag zurück.

5.4 Übungen für Fans und Fortgeschrittene

Übung: Der Nachtgleiter – ein Nachtzähmer

Vorbemerkung: Möglicherweise laden Sie inzwischen Abend für Abend, Nacht für Nacht Ihren Schlaf mit einer Sounder-Sleep-System-Übung ein. Wenn das so ist, sind Sie bereits mit den Übungen vertraut und haben schon die eine oder andere Lieblingsübung gefunden. Vielleicht ist es Ihnen sogar schon gelungen, Ihren Schlaf mithilfe des SSS zum Bleiben zu bewegen.

Sie lieben Ihren Atem, die kleinen sanften Minibewegungen und die Pausen. Prima! Wenn Sie mögen, laden wir Sie nun zu einem kleinen Experiment ein:

Ablauf:

Sie machen es sich in der Rückenlage bequem. Um mit der Übung zu beginnen, stellen Sie Ihre Knie auf. Beide Fußsohlen haben Kontakt mit dem Boden. Ihre Arme ruhen mit den Handflächen nach unten locker neben Ihrem Körper. Die Fingerspitzen zeigen in Richtung Fersen. Nehmen Sie sich einen Moment Zeit, um sich so einzurichten. (...) (...) (...)

Sobald Sie diese Haltung eingenommen haben, geht es auch schon los.

Gleich, bei der nächsten Einatmung und über die ganze Dauer dieser Einatmung hinweg, lassen Sie Ihre Fingerspitzen ganz, ganz sanft in einer kleinen, sanften Bewegung zu den Fersen gleiten. Und für all die Zeit, die Ihre Ausatmung andauert, kehren die Hände in die Ausganspositíon zurück. Spüren Sie in Ihre Fingerspitzen hinein. Welche Bewegung ist die kleinste, sanfteste Bewegung, die Sie ausführen können? (...) (...) (...) So, wie es Ihnen vertraut ist, lassen Sie alles wieder eine ganz synchrone Handlung von Atem und Bewegung sein.

Tun Sie das für einige Atemzyklen und nehmen Sie sich dafür Ihre persönliche Zeit. (...) (...) (...)

Nun beobachten Sie dabei einmal Folgendes: Was passiert während dieser Zeit mit Ihrem Rücken? Dem unteren, (...) (...), dem mittleren (...) (...) und oberen Rücken? (...) (...) Einfach nur wahrnehmen, ohne es anders haben zu wollen.

Wie verhält es sich mit Ihrer Atmung, wenn Sie diese feinen, sanften Bewegungen ausführen? (...) (...) (...) Nur beobachten. (...) Sie nehmen nur achtsam wahr. (...) Spüren Sie die Wirkung Ihres Tuns. (...)

Einfach, leicht und in aller Ruhe atmen. (...) (...) (...) (...)

Guuut. Gönnen Sie sich nun wieder eine Pause und lassen Sie sich im sanften Nichtstun treiben. (...) (...) (...)

Guuut. (...) (...) (...) Wenn Sie sich nun etwas erholt haben, nehmen Sie bitte wieder Ihre Übungshaltung ein, falls Sie diese in der Zwischenzeit verlassen haben. Sie liegen in der

Rückenlage auf Ihrer Unterlage. Ihre Knie sind aufgestellt, die Arme liegen bequem neben dem Körper, die Fingerspitzen zeigen zu den Fersen.

Sie sind nun schon sehr geübt und praktizieren für einige Atemzüge die natürliche Atmung. Geben Sie Ihrer natürlichen Atmung Raum.

(...) (...) Gleich, wenn Sie in Ihrem eigenen Atemrhythmus einatmen, bewegen Sie Ihre Fingerspitzen abermals in Richtung Fersen. Sie reduzieren diese kleine Minibewegung aber noch einmal um die Hälfte und hängen diese Bewegung an Ihre Einatmung. Für all die Zeit, die Ihre Ausatmung dauert, kehren die Hände wieder in die Ausgangsposition zurück. Und so lassen Sie daraus wieder in gewohnter Weise eine parallele, harmonische Handlung von Atem und Bewegung werden.

Führen Sie diese Übung nun über mehrere Atemzyklen hinweg durch. (...) (...). (...)

Nun gönnen Sie sich eine Pause. Lassen Sie die Hände neben Ihrem Körper ruhen. Mag sein, dass sich das Entspannungsgefühl längst in Ihrem Körper ausgebreitet hat, während Sie ganz leicht, einfach und sanft ein- und ausatmen. (...) (...) (...)

Um mit der Übung weiterzumachen, nehmen Sie bitte wieder die Grundposition ein. Die Knie sind aufgestellt, die Fußsohlen haben Kontakt mit dem Boden und die Arme liegen entspannt neben dem Körper. Ihre Hände liegen mit den Handflächen auf der Unterlage. Die Fingerspitzen zeigen in Richtung Fersen. (...)

Atmen Sie ganz natürlich. Wenn Sie gleich ganz in Ihre Zeit einatmen, lassen Sie in Ihrer Vorstellung Ihre Fingerspitzen in einer kleinen, sanften Bewegung in Richtung Fersen gleiten, und für all die Zeit Ihrer Ausatmung lassen Sie die Fingerspitzen in die Ausgangsposition zurückgleiten. Praktizieren Sie diese Übung in der Vorstellung für einige Atemzüge. Sie atmen ein und geben einen kleinen Impuls, sodass sich Ihre Fingerspitzen für all die Zeit Ihrer Einatmung sanft in Richtung Fersen bewegen, und für all die Zeit Ihrer Ausatmung kehren die Hände wieder in die Ausgangsposition zurück.

Es wird wieder eine parallele, mentale Handlung von Atem und Bewegung. Tun Sie das über mehrere Atemzüge.

Genau. Sie ahnen es schon: Nun nehmen Sie sich wieder Zeit für eine kleine Pause. Lassen Sie Ihr Tun sanft ausklingen. (...) Ruhen Sie sich aus. (...) Dabei kann es sein, dass sich ein Entspannungsgefühl in Ihrem Körper ausbreitet. (...) (...) Sie können diesem Entspannungsgefühl folgen und dieser angenehmen Entspannung oder Schläfrigkeit immer mehr Raum geben. (...) (...) (...)

Schließen Sie die Übung langsam ab, bereiten Sie sich in gewohnter Art und Weise darauf vor, dies zu tun. Dehnen und strecken Sie sich und öffnen Sie behutsam die Augen. Kommen Sie frisch und klar in den Alltag zurück.

Vielen Dank, dass Sie sich für die Übung Zeit genommen haben.

Lassen Sie uns kurz resümieren: Natürlich haben Sie als regelmäßig praktizierender Soundersleepler festgestellt, dass diese Übung nicht in gewohnter Weise angeleitet wurde. Sie wurden hier aufgefordert, beim Einatmen diese sanfte Bewegung der Hände durchzuführen und beim Ausatmen die Hände wieder in die Ausgangsposition zurückgleiten zu lassen. Also genau andersherum, als Sie es gewohnt sind.

Auch bei dieser Übung ging es darum, Atem und Bewegung zu einer parallelen, fein auf einander abgestimmten Handlung werden zu lassen.

Konnten Sie der Anleitung folgen? War diese Übungseinheit angenehm für Sie? Empfanden Sie diese Übung als harmonisch, sodass Sie nun alle Tages- und Nachtzähmer auf diese Weise ausführen möchten? Oder wollten Sie die Übung am liebsten abbrechen oder haben Sie es sogar getan, weil irgendetwas nicht stimmig war? Wie war es mit Ihrer gerichteten Aufmerksamkeit? Konnten Sie all die gerade gemachten Erfahrungen wertfrei und wohlwollend annehmen?

Wenn Sie möchten, nehmen Sie sich einen Moment Zeit, um dies für sich wirken zu lassen. Vielleicht haben Sie bei diesem Versuch feststellen können, wie vielschichtig und ausgeklügelt diese Methode ist. Vielleicht sind Sie ähnlich fasziniert vom SSS wie wir. Wenn nicht, dann vergessen Sie die soeben gemachte Erfahrung einfach wieder und setzen Ihre Übungen in gewohnter Weise fort.

Übung: Den Schlaf locken (Kurzfassung) – ein Nachtzähmer

Legen Sie sich auf Ihre Matte und machen Sie es sich in Ihrer gewohnten Rückenlage bequem. (...) Stellen Sie die Knie auf. Die Fußsohlen haben Kontakt zur Unterlage. Bitte legen Sie Ihre Arme locker neben Ihren Körper. Die Handflächen sind bequem und locker in Richtung Zimmerdecke ausgerichtet. In dieser Haltung angekommen, lassen Sie auch Ihren Atem ankommen. (...) (...) (...)

Nehmen Sie wahr, welche Position Ihre Füße, (...) Ihre Unterschenkel, (...) Ihre Knie, (...) Ihre Oberschenkel, (...) Ihr Gesäß, (...) Ihr unterer, (...) mittlerer (...) und oberer Rücken, (...) Ihre Schultern (...) und Schulterblätter (...) eingenommen haben. (...) (...) (...) Nehmen Sie auch wahr, in welcher Position sich Ihre Oberarme, (...) Ellenbogen, (...) Unterarme, (...) Handgelenke und (...) Hände eingerichtet haben. Wie positionieren sich Hals (...) und Kopf (...) auf der Unterlage? (...) (...) (...)

Besinnen Sie sich wieder auf die Tatsache, dass Sie atmen. (...) Atmen Sie weich, leicht und einfach in aller Ruhe. Lassen Sie die Einatmung sanft zu sich kommen und die Ausatmung sanft wieder gehen, ohne die Atmung anders haben zu wollen. (...)

Nun richten Sie Ihr Gewahrsein auf eine Ihrer Hände. (...) Nehmen Sie die Hand, die sich als Erstes in Ihre Wahrnehmung schiebt.

Heißen Sie alle Empfindungen in dieser Hand willkommen. Mag sein, Sie fühlen ein Pulsieren, oder Kribbeln, (...) vielleicht bemerken Sie eine Kühle oder Wärme, vielleicht auch eine neutrale Temperatur: (...) vielleicht macht sich auch eine gewisse Leichte oder Schwere bemerkbar. (...) (...) Vielleicht bemerken Sie auch eine körperliche Empfindung, die nur Sie verspüren und die völlig anders ist als das hier Angebotene. (...) Selbst wenn Sie gar nichts weiter wahrnehmen, ist das in Ordnung. Währenddessen nehmen Sie sich Zeit für jeden Atemzug. *(20 Sekunden Stille)*

Lassen Sie uns nun weitermachen. Lösen Sie bitte nun folgenden Impuls aus: Für all die Zeit, die Sie einatmen, lassen Sie nun Daumen und Zeigerfinger sich ein ganz, ganz klein wenig aufeinander zubewegen. (...) (...) (...)

Was ist dabei die kleinstmögliche Bewegung, die Sie auf diese Art ausführen können? Diese Bewegung gestalten Sie so winzig, dass sie **fast** nur noch in Ihrer Vorstellung geschieht. Was ist die kleinstmögliche Bewegung, die Sie ausführen können? Probieren Sie es einige Male aus. *(30 Sekunden Stille)*

Und für all die Zeit der Ausatmung kehren Daumen und Zeigefinger mit der kleinstmöglichen Bewegung in die Ausgangsposition zurück. (...)

Mit der nächsten Einatmung bewegen sich nun Daumen und Mittelfinger auf genau diese Art ein ganz, ganz kleines Stückchen aufeinander zu. Mit der nächsten Ausatmung entfernen sich Mittelfinger und Daumen voneinander weg und kehren in die Ausganposition zurück.

(...) (...) (...) (...) Sie atmen sanft ein und lassen in der für Sie kleinstmöglichen Bewegung nun Daumen und Ringfinger sich ein winziges Stück aufeinander zubewegen. Über all die Zeit Ihrer Ausatmung, kehren Daumen und Ringfinger wieder in die Ausgangsposition zurück. (...) (...) (...)

Mit der nächsten Einatmung führen Sie mit der Ihnen kleinstmöglichen Bewegung Ihren Daumen und Ihren kleinen Finger aufeinander zu. Und Sie ahnen es schon, (...) über all die Zeit Ihrer Ausatmung kehren Daumen und kleiner Finger in der kleinstmöglichen Bewegung wieder in die Ausgangsposition zurück. (...) (...) (...) (...)

Gönnen Sie sich eine Pause. *(30 Sekunden Stille)*

Gut, lassen Sie nun das Erlebte allmählich ausklingen oder fahren Sie mit dieser Übung in der Ihnen vertrauten Reihenfolge fort, für bis zu drei weitere Durchgänge. (...) (...) (...)

Wenn Sie sich entschieden haben, die Übung abzuschließen, beenden Sie sie in gewohnter Weise. Recken und strecken Sie sich, öffnen Sie sanft Ihre Augen und orientieren Sie sich im Raum.

Resümee und Übungsimpulse

Als aufmerksamer Soundersleepler haben Sie auch bei diesem zweiten Übungsexperiment bemerkt, dass die „gewohnte Ordnung“ des SSS verändert wurde. Vielleicht sind Sie darüber hinaus zu der Erkenntnis gekommen, dass die Kombination, bestehend aus *Körperhaltung* auf der einen Seite und aus der *Koordination von Atmung und Bewegung* auf der anderen Seite, eine Welt für sich ist. Es geht eben nicht nur darum, eine beliebige Körperposition einzunehmen und dann das übliche Muster abzuspulen, nach dem mit der Ausatmung immer eine Bewegung einhergeht und mit der Einatmung immer das Ausklingenlassen dieser Bewegung.

Auch dieses Experiment zeigt: Wir haben es mit einer sehr ausgeklügelten Methode zu tun!

6. Wie Sie dranbleiben und genießen

6.1 Der Leitfaden: Drei Wochen für den guten Schlaf

Ihr Übungsplan: Wir haben Übungspläne von Michael Krugman modifiziert und die folgenden Übungsschritte für diejenigen zusammengestellt, die sich entschieden haben, das Sounder Sleep System konsequent zu erlernen.

Die erste Woche: Gönnen Sie sich die Zeit, um ein oder zwei Tageszähmer zu praktizieren, jeweils am Vormittag und am Nachmittag. ***Nur die Übungen der natürlichen Atmung üben Sie zur Bettgehzeit in Ihrem Bett.***

Für alle Übungen gilt: Praktizieren Sie sie für etwa fünf Minuten. Nicht mehr und nicht weniger. Mehr ist in der ersten Woche nicht zu tun. Nur eines ist wichtig: Führen Sie die Übungen durch!

Zeit	Ort	Mo	Di	Mi	Do	Fr	Sa	So
morgens	Stuhl	TZ	TZ	TZ	TZ	TZ	TZ	TZ
tagsüber	Stuhl	TZ	TZ	TZ	TZ	TZ	TZ	TZ
später Nachmittag	Matte							
Bettzeit	Bett	NA	NA	NA	NA	NA	NA	NA

NA = Natürliche Atmung, TZ = Tageszähmer, NZ = Nachtzähmer

Die zweite Woche: Sie sind nun schon mit den Tageszähmern und der natürlichen Atmung vertraut. Sicher haben Sie bereits den einen oder anderen positiven Effekt erfahren.

In der zweiten Woche nehmen Sie zu den Tageszähmern und den Übungen der natürlichen Atmung einen Nachtzähmer in Ihr Trainingsprogramm auf. Gönnen Sie sich die Zeit, dass Sie sich **im Lauf des Tages** auf eine Liege, ein Sofa oder auf eine Matte legen. Bitte legen Sie sich dafür NICHT ins Bett!

In dieser Woche üben Sie Ihren Lieblings-Nachtzähmer außerhalb des Bettes. Zur Schlafenszeit wenden Sie weiterhin die Übung der natürlichen Atmung an.

Sicherlich haben Sie bemerkt: Ihr Trainingsprogramm wird nach und nach intensiver, so ähnlich wie bei einem Muskeltraining.

Zeit	Ort	Mo	Di	Mi	Do	Fr	Sa	So
morgens	Stuhl	TZ	TZ	TZ	TZ	TZ	TZ	TZ
tagsüber	Stuhl	TZ	TZ	TZ	TZ	TZ	TZ	TZ
später Nachmittag	Matte	NZ	NZ	NZ	NZ	NZ	NZ	NZ
Bettzeit	Bett	NA	NA	NA	NA	NA	NA	NA

NA = Natürliche Atmung, TZ = Tageszähmer, NZ = Nachtzähmer

Die dritte Woche: Herzlich willkommen in der dritten Trainingswoche. Sie sind nun schon sehr gut mit der natürlichen Atmung, den Tageszähmern und den Nachtzähmern befreundet.

Ihre Aufgabe für diese Woche: Wenden Sie weiterhin die Tageszähmer im Tagesverlauf an, am günstigsten einmal am Vormittag und einmal am Nachmittag. Zur Schlafenszeit praktizieren Sie weiterhin die Übungen zur natürlichen Atmung und wenden **danach** einen Nachtzähmer an. Am besten Ihren Lieblings-Nachtzähmer.

Zeit	Ort	Mo	Di	Mi	Do	Fr	Sa	So
morgens	Stuhl	TZ	TZ	TZ	TZ	TZ	TZ	TZ
tagsüber	Stuhl	TZ	TZ	TZ	TZ	TZ	TZ	TZ
später Nachmittag	Matte							
Bettzeit	Bett	NA plus NZ	NA plus NZ	NA plus NZ	NA plus NZ	NA plus NZ	NA plus NZ	NA plus NZ

NA = Natürliche Atmung, TZ = Tageszähmer, NZ = Nachtzähmer

Idealerweise führen Sie die Übungspraxis der dritten Woche in den folgenden Wochen weiter. Vielleicht möchten Sie es mit dem Sounder Sleep System so halten wie mit einem Beauty- oder Body-Shaping-Programm, das Sie schon selbstverständlich pflegen und bereits automatisiert in Ihrem Alltag untergebracht haben. Damit keine Langeweile aufkommt, können Sie für sich eine Auswahl aus den vielfältigen Sounder-Sleep-Übungen treffen.

6.2 Ihr persönlicher Übungsplan

Beim Ausprobieren haben sich für Sie sicherlich Übungen herauskristallisiert, die Sie lieber mögen als andere. Oder vielleicht haben Sie bereits die eine oder andere Lieblingsübung? Wie bieten Ihnen ein Raster an, in dem Sie Platz haben für Ihr individuelles „Übungsmenü". Tragen Sie hier die Übungen ein, die Sie bevorzugt praktizieren möchten oder, anders ausgedrückt: die Ihnen besonders „lecker" schmecken.

Ihre erste Woche

Zeit	Ort	Mo	Di	Mi	Do	Fr	Sa	So
morgens	Stuhl	TZ	TZ	TZ	TZ	TZ	TZ	TZ
tagsüber	Stuhl	TZ	TZ	TZ	TZ	TZ	TZ	TZ
später Nachmittag	Matte							
Bettzeit	Bett	NA	NA	NA	NA	NA	NA	NA

NA = Natürliche Atmung, TZ = Tageszähmer, NZ = Nachtzähmer

Ihre zweite Woche

Zeit	Ort	Mo	Di	Mi	Do	Fr	Sa	So
morgens	Stuhl	TZ	TZ	TZ	TZ	TZ	TZ	TZ
tagsüber	Stuhl	TZ	TZ	TZ	TZ	TZ	TZ	TZ
später Nachmittag	Matte	NZ	NZ	NZ	NZ	NZ	NZ	NZ
Bettzeit	Bett	NA	NA	NA	NA	NA	NA	NA

NA = Natürliche Atmung, TZ = Tageszähmer, NZ = Nachtzähmer

Ihre dritte Woche

Zeit	Ort	Mo	Di	Mi	Do	Fr	Sa	So
morgens	Stuhl	TZ	TZ	TZ	TZ	TZ	TZ	TZ
tagsüber	Stuhl	TZ	TZ	TZ	TZ	TZ	TZ	TZ
später Nachmittag	Matte							
Bettzeit	Bett	NA plus NZ	NA plus NZ	NA plus NZ	NA plus NZ	NA plus NZ	NA plus NZ	NA plus NZ

NA = Natürliche Atmung, TZ = Tageszähmer, NZ = Nachtzähmer

Die Übungen auf einen Blick:

Die natürliche Atmung befreien (NA)
Zur Mitte finden (NA)
Einnicken (TZ)
Das Daumenkissen – Variante Tageszähmer (TZ)
Der sanfte Händedruck (TZ)
Die Friedensbewegung (TZ)
Der Tagfalter (TZ)
Hand aufs Herz (TZ)
Das Atemsurfen (NZ)
Das Daumenkissen – Variante Nachtzähmer (NZ)
Die Fingerschaukel (NZ)
Das Öffnen der Seelentür (NZ)
Die Wiege (NZ)
Das Seitenwunder (NZ)
Die sanfte Bauchlandung (NZ)
Der Knieschmeichler (NZ)
Der Nachtgleiter (NZ)
Den Schlaf locken (NZ)

NA = natürliche Atmung, TZ = Tageszähmer, NZ = Nachtzähmer

Zum guten Schluss

Die schlaffördernden Effekte des Sounder Sleep Systems lassen sich nicht von der Hand weisen. Sie stehen bis heute im Kontrast zu den wenigen Kenntnissen über die Wirkmechanismen. Bisher gehen wir von der neuronal hemmenden Wirkhypothese aus. Dieser zufolge kommt es auf der Ebene des autonomen Nervensystems zu einer Reduktion der Sympathikus-Aktivität und zu einer Stärkung des Parasympathikus. Die von Anwendern erlebte schlafanbahnende und schlafverbessernde Wirkung bleibt bis auf Weiteres ein wirkungsvolles angenehmes Phänomen.

All das ruft nach einer wissenschaftlichen Überprüfung der Wirkmechanismen und der physiologischen Vorgänge der Methode. Wir wünschen uns das sehr und erhoffen uns davon, dass dieses wunderbare Instrument noch mehr Menschen erreicht und die Würdigung erfährt, die es verdient.

Doch vielleicht gehören inzwischen auch Sie zu den Menschen, die ihre Begeisterung und Liebe zum Sounder Sleep System entdeckt haben (ob mit oder ohne wissenschaftliche Überprüfung). Vielleicht möchten Sie mehr von der Methode erleben oder noch tiefer in die genussvollen Übungen eintauchen.

Falls Sie an einem Schnupperkurs, Praxistag, Übungswochenende oder gar an einer Ausbildung im Sounder Sleep System interessiert sind, so besuchen Sie unsere Websites ↗ http://www.schlafschule-unna.de oder ↗ http://www.mysoundersleep.com. Wir bieten regelmäßig Praxistage zum Sounder Sleep System an. Zur Teilnahme braucht es keinerlei Vorkenntnisse.

Auch einige regionale Feldenkrais-Institute bieten gelegentlich Kurse zum Sounder Sleep System an. Informieren Sie sich z. B. auf ↗ http://www.Feldenkraisinstitut.de oder ↗ http://www.feldenkraiszentrum.de.

Wenn Sie die Methode überzeugt hat, sagen Sie es weiter. Das Sounder Sleep System ist eine kraftvolle Methode, um wieder mehr und besser schlafen zu können. Und dafür besteht in unserer schlaflosen Gesellschaft doch absolut Bedarf.

Schlafen Sie gut!

Literatur

Feldenkrais, M. (1992): *Das starke Selbst.* Frankfurt a.M.: Suhrkamp.
Kästner, E. (2015): *Es gibt nichts Gutes, außer man tut es.* Zürich: Atrium.
Krugman, M. (2005): *The Insomnia Solution. The Natural Drug-Free Way to a Good Night `s Sleep.* New York, Boston: Warner Books.
Krugman, M. & Simon, P. (2010): *Schlafen Sie besser. Persönliches Übungshandbuch zum zweitägigen Intensivkurs im Sounder Sleep System.* Selbstverlag.
Theuring, C. (2008): *Feldenkrais invers oder die Geschichte mit dem Schlafen.* Feldenkrais-Forum, 2. Quartal
Wortmann, K. (2015): *Wege in den erholsamen Schlaf.* Paderborn: Junfermann.
YouTube-Beitrag von Michael Krugman:
↗ https://www.youtube.com/watch?v=hQCXphl8cyw

Bücher, die direkt und indirekt helfen, den Schlaf einzuladen

Barnow, S. (2018): *Gefühle im Griff.* Heidelberg, Berlin: Springer.
Crönlein, T. (2018): *Schlafen können.* Weinheim: Beltz.
Eder, U. & Sperlich, F. J. (2019): *Das Parasympathikus-Prinzip.* München: Gräfe und Unzer.
Elstner, F. & Schnack, G. (2019): *Bonus Jahre.* München: Piper.
Iding, D. & Glück, N. (2018): *Immer mit der Ruhe.* Paderborn: Junfermann.
Roennenberg, T. (2019): *Das Recht auf Schlaf.* München: dtv.
Wadström, O. (2018): *Kopfzerbrechen – Wenn das Grübeln zur Belastung wird.* Paderborn: Junfermann.
Weess, H.-G. (2018): *Schlaf wirkt Wunder.* München: Droemer.
Wortmann, K. (2015): *Wege in den erholsamen Schlaf.* Paderborn: Junfermann.

Die Autorinnen

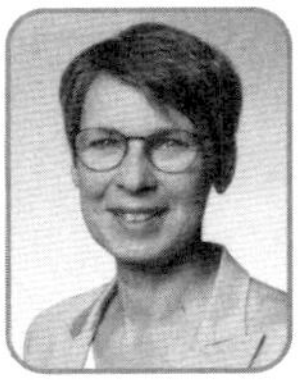

Dorothe Schabsky, Sounder Sleep Senior Teacher, Heilpädagogin, Entspannungspädagogin, Kinesiologin (DGAK), Seminarleitung in der Betrieblichen Gesundheitsförderung, Geschäftsführerin der Schlafschule Unna.

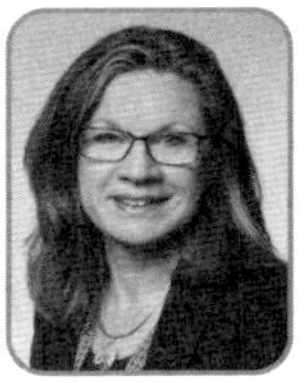

Konstanze Wortmann, Sounder Sleep Senior Teacher, Diplom-Psychologin, Psychologische Psychotherapeutin, Verhaltenstherapeutin, niedergelassen in eigener Praxis, Hypnotherapeutin, Qigong-Lehrerin, Autorin von Selbsthilfebüchern, Seminarleitung in der Betrieblichen Gesundheitsförderung, Fachliche Leitung der Schlafschule Unna